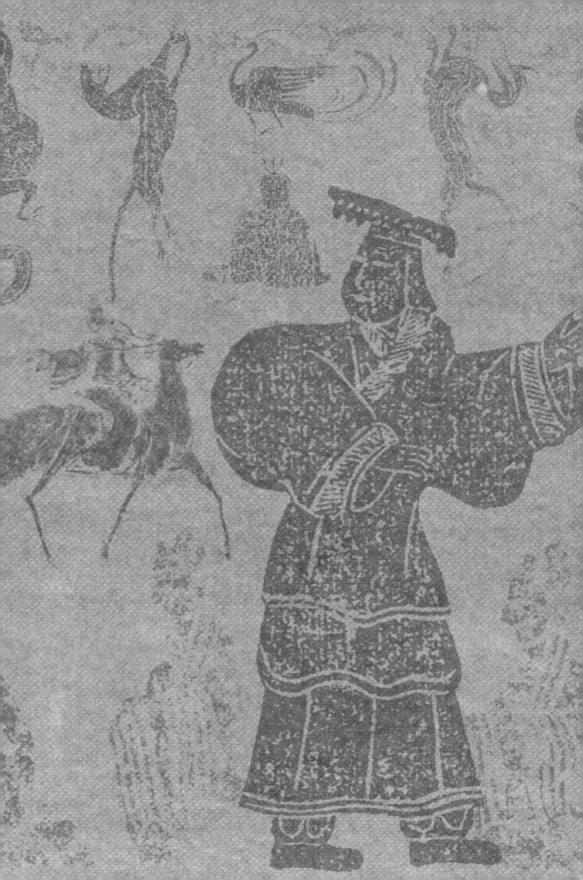

中国古医籍整理丛书

疢斋急应奇方

清·叶 风 辑

郑 红 校注

中国中医药出版社

·北 京·

图书在版编目（CIP）数据

亟斋急应奇方/（清）叶风辑；郑红校注．—北京：中国中医药
出版社，2015.1

（中国古医籍整理丛书）

ISBN 978－7－5132－2152－8

Ⅰ.①亟… Ⅱ.①叶… ②郑… Ⅲ.①急救方－中国－清代
Ⅳ.①R289.349

中国版本图书馆 CIP 数据核字（2014）第 274301 号

中 国 中 医 药 出 版 社 出 版
北京市朝阳区北三环东路 28 号易亨大厦 16 层
邮政编码　100013
传真　010 64405750
三河鑫金马印刷有限公司印刷
各地新华书店经销

*

开本 710×1000　1/16　印张 15.75　字数 66 千字
2015 年 1 月第 1 版　2015 年 1 月第 1 次印刷
书　号　ISBN 978－7－5132－2152－8

*

定价　45.00 元

网址　www.cptcm.com

国家中医药管理局
中医药古籍保护与利用能力建设项目
组织工作委员会

项目专家组

顾　　问　马继兴　张灿玾　李经纬

组　　长　余瀛鳌

成　　员　李致忠　钱超尘　段逸山　严世芸　鲁兆麟
　　　　　郑金生　林端宜　欧阳兵　高文柱　柳长华
　　　　　王振国　王旭东　崔　蒙　严季澜　黄龙祥
　　　　　陈勇毅　张志清

项目办公室（组织工作委员会办公室）

主　　任　王振国　王思成

副主任　王振宇　刘群峰　陈榕虎　杨振宁　朱毓梅
　　　　　刘更生　华中健

成　　员　陈丽娜　邱　岳　王　庆　王　鹏　王春燕
　　　　　郭瑞华　宋咏梅　周　扬　范　磊　张永泰
　　　　　罗海鹰　王　爽　王　捷　贺晓路　熊智波

秘　　书　张丰聪

前 言

中医药古籍是传承中华优秀文化的重要载体，也是中医学传承数千年的知识宝库，凝聚着中华民族特有的精神价值、思维方法、生命理论和医疗经验，不仅对于传承中医学术具有重要的历史价值，更是现代中医药科技创新和学术进步的源头和根基。保护和利用好中医药古籍，是弘扬中国优秀传统文化、传承中医学术的必由之路，事关中医药事业发展全局。

1949 年以来，在政府的大力支持和推动下，开展了系统的中医药古籍整理研究。1958 年，国务院科学规划委员会古籍整理出版规划小组在北京成立，负责指导全国的古籍整理出版工作。1982 年，国务院古籍整理出版规划小组召开全国古籍整理出版规划会议，制定了《古籍整理出版规划（1982—1990）》，卫生部先后下达了两批 200 余种中医古籍整理任务，掀起了中医古籍整理研究的新高潮，对中医文化与学术的弘扬、传承和发展，发挥了极其重要的作用，产生了不可估量的深远影响。

2007 年《国务院办公厅关于进一步加强古籍保护工作的意见》明确提出进一步加强古籍整理、出版和研究利用，以及

"保护为主、抢救第一、合理利用、加强管理"的方针。2009年《国务院关于扶持和促进中医药事业发展的若干意见》指出，要"开展中医药古籍普查登记，建立综合信息数据库和珍贵古籍名录，加强整理、出版、研究和利用"。《中医药创新发展规划纲要（2006—2020）》强调继承与创新并重，推动中医药传承与创新发展。

2003～2010年，国家财政多次立项支持中国中医科学院开展针对性中医药古籍抢救保护工作，在中国中医科学院图书馆设立全国唯一的行业古籍保护中心，影印抢救濒危珍本、孤本中医古籍1640余种；整理发布《中国中医古籍总目》；遴选351种孤本收入《中医古籍孤本大全》影印出版；开展了海外中医古籍目录调研和孤本回归工作，收集了11个国家和2个地区137个图书馆的240余种书目，基本摸清流失海外的中医古籍现状，确定国内失传的中医药古籍共有220种，复制出版海外所藏中医药古籍133种。2010年，国家财政部、国家中医药管理局设立"中医药古籍保护与利用能力建设项目"，资助整理400余种中医药古籍，并着眼于加强中医药古籍保护和研究机构建设，培养中医古籍整理研究的后备人才，全面提高中医药古籍保护与利用能力。

在此，国家中医药管理局成立了中医药古籍保护和利用专家组和项目办公室，专家组负责项目指导、咨询、质量把关，项目办公室负责实施过程的统筹协调。专家组成员对古籍整理研究具有丰富的经验，有的专家从事古籍整理研究长达70余年，深知中医药古籍整理研究的重要性、艰巨性与复杂性，履行职责认真务实。专家组从书目确定、版本选择、点校、注释等各方面，为项目实施提供了强有力的专业指导。老一辈专家的学术水平和智慧，是项目成功的重要保证。项目承担单位山东中医药大学、南京中医药大学、上海中医药大学、福建中医药大学、浙江省中医药研究院、陕西省中医药研究院、河南省中医药研究院、辽宁中医药大学、成都中医药大学及所在省市中医药管理部门精心组织，充分发挥区域间互补协作的优势，并得到承担项目出版工作的中国中医药出版社大力配合，全面推进中医药古籍保护与利用网络体系的构建和人才队伍建设，使一批有志于中医学术传承与古籍整理工作的人才凝聚在一起，研究队伍日益壮大，研究水平不断提高。

本着"抢救、保护、发掘、利用"的理念，该项目重点选择近60年未曾出版的重要古医籍，综合考虑所选古籍的保护价值、学术价值和实用价值。400余种中医药古籍涵盖了医经、基础理论、诊法、伤寒金匮、温病、本草、方书、内科、外科、女科、儿科、伤科、眼科、咽喉口齿、针灸推拿、养生、医案医话医论、医史、临证综合等门类，跨越唐、宋、金元、明以迄清末。全部古籍均按照项目办公室组织完成的行业标准《中医古籍整理规范》及《中医药古籍整理细则》进行整理校注，绝大多数中医药古籍是第一次校注出版，一批孤本、稿本、抄本更是首次整理面世。对一些重要学术问题的研究成果，则集中收录于各书的"校注说明"或"校注后记"中。

"既出书又出人"是本项目追求的目标。近年来，中医药古籍整理工作形势严峻，老一辈逐渐退出，新一代普遍存在整理研究古籍的经验不足、专业思想不坚定等问题，使中医古籍整理面临人才流失严重、青黄不接的局面。通过本项目实施，搭建平台，完善机制，培养队伍，提升能力，经过近5年的建设，锻炼了一批优秀人才，老中青三代齐聚一堂，有效地稳定了研究队伍，为中医药古籍整理工作的开展和中医文化与学术的传承提供必备的知识和人才储备。

本项目的实施与《中国古医籍整理丛书》的出版，对于加强中医药古籍文献研究队伍建设、建立古籍研究平台，提高古籍整理水平均具有积极的推动作用，对弘扬我国优秀传统文化，推进中医药继承创新，进一步发挥中医药服务民众的养生保健与防病治病作用将产生深远影响。

第九届、第十届全国人大常委会副委员长许嘉璐先生，国家卫生计生委副主任、国家中医药管理局局长、中华中医药学会会长王国强先生，我国著名医史文献专家、中国中医科学院马继兴先生在百忙之中为丛书作序，我们深表敬意和感谢。

由于参与校注整理工作的人员较多，水平不一，诸多方面尚未臻完善，希望专家、读者不吝赐教。

国家中医药管理局中医药古籍保护与利用能力建设项目办公室

二〇一四年十二月

许 序

"中医"之名立，迄今不逾百年，所以冠以"中"字者，以别于"洋"与"西"也。慎思之，明辨之，斯名之出，无奈耳，或亦时人不甘泯没而特标其犹在之举也。

前此，祖传医术（今世方称为"学"）绵延数千载，救民无数；华夏屡遭时疫，皆仰之以度困厄。中华民族之未如印第安遭染殖民者所携疾病而族灭者，中医之功也。

医兴则国兴，国强则医强。百年运衰，岂但国土肢解，五千年文明亦不得全，非遭泯灭，即蒙冤扭曲。西方医学以其捷便速效，始则为传教之利器，继则以"科学"之冕畅行于中华。中医虽为内外所夹击，斥之为蒙昧，为伪医，然四亿同胞衣食不保，得获西医之益者甚寡，中医犹为人民之所赖。虽然，中国医学日益陵替，乃不可免，势使之然也。呜呼！覆巢之下安有完卵？

嗣后，国家新生，中医旋即得以重振，与西医并举，探寻结合之路。今也，中华诸多文化，自民俗、礼仪、工艺、戏曲、历史、文学，以至伦理、信仰，皆渐复起，中国医学之兴乃属必然。

迄今中医犹为国家医疗系统之辅，城市尤甚。何哉？盖一则西医赖声、光、电技术而于 20 世纪发展极速，中医则难见其进。二则国人惊羡西医之"立竿见影"，遂以为其事事胜于中医。然西医已自觉将入绝境：其若干医法正负效应相若，甚或负远逾于正；研究医理者，渐知人乃一整体，心、身非如中世纪所认定为二对立物，且人体亦非宇宙之中心，仅为其一小单位，与宇宙万象万物息息相关。认识至此，其已向中国医学之理念"靠拢"矣，虽彼未必知中国医学何如也。唯其不知中国医理何如，纯由其实践而有所悟，益以证中国之认识人体不为伪，亦不为玄虚。然国人知此趋向者，几人？

国医欲再现宋明清高峰，成国中主流医学，则一须继承，一须创新。继承则必深研原典，激清汰浊，复吸纳西医及我藏、蒙、维、回、苗、彝诸民族医术之精华；创新之道，在于今之科技，既用其器，亦参照其道，反思己之医理，审问之，笃行之，深化之，普及之，于普及中认知人体及环境古今之异，以建成当代国医理论。欲达于斯境，或需百年欤？予恐西医既已醒悟，若加力吸收中医精粹，促中医西医深度结合，形成 21 世纪之新医学，届时"制高点"将在何方？国人于此转折之机，能不忧虑而奋力乎？

予所谓深研之原典，非指一二习见之书、千古权威之作；就医界整体言之，所传所承自应为医籍之全部。盖后世名医所著，乃其秉诸前人所述，总结终生行医用药经验所得，自当已成今世、后世之要籍。

盛世修典，信然。盖典籍得修，方可言传言承。虽前此 50 余载已启医籍整理、出版之役，惜旋即中辍。阅 20 载再兴整理、出版之潮，世所罕见之要籍千余部陆续问世，洋洋大观。

今复有"中医药古籍保护与利用能力建设"之工程，集九省市专家，历经五载，董理出版自唐迄清医籍，都400余种，凡中医之基础医理、伤寒、温病及各科诊治、医案医话、推拿本草，俱涵盖之。

噫！璐既知此，能不胜其悦乎？汇集刻印医籍，自古有之，然孰与今世之盛且精也！自今而后，中国医家及患者，得览斯典，当于前人益敬而畏之矣。中华民族之屡经灾难而益蕃，乃至未来之永续，端赖之也，自今以往岂可不后出转精乎？典籍既蜂出矣，余则有望于来者。

谨序。

第九届、十届全国人大常委会副委员长

许嘉璐

二〇一四年冬

王　序

　　中医学是中华民族在长期生产生活实践中，在与疾病作斗争中逐步形成并不断丰富发展的医学科学，是中国古代科学的瑰宝，为中华民族的繁衍昌盛作出了巨大贡献，对世界文明进步产生了积极影响。时至今日，中医学作为我国医学的特色和重要医药卫生资源，与西医学相互补充、相互促进、协调发展，共同担负着维护和促进人民健康的任务，已成为我国医药卫生事业的重要特征和显著优势。

　　中医药古籍在存世的中华古籍中占有相当重要的比重，不仅是中医学术传承数千年最为重要的知识载体，也是中医为中华民族繁衍昌盛发挥重要作用的历史见证。中医药典籍不仅承载着中医的学术经验，而且蕴含着中华民族优秀的思想文化，凝聚着中华民族的聪明智慧，是祖先留给我们的宝贵物质财富和精神财富。加强对中医药古籍的保护与利用，既是中医学发展的需要，也是传承中华文化的迫切要求，更是历史赋予我们的责任。

　　2010 年，国家中医药管理局启动了中医药古籍保护与利用能力建设项目。这既是传承中医药的重要工程，也是弘扬优秀民族文化的重要举措，不仅能够全面推进中医药的有效继承和创新发展，为维护人民健康做出贡献，也能够彰显中华民族的璀璨文化，为实现中华民族伟大复兴的中国梦作出贡献。

相信这项工作一定能造福当今，嘉惠后世，福泽绵长。

国家卫生与计划生育委员会副主任

国家中医药管理局局长

中华中医药学会会长

王国强

二〇一四年十二月

马 序

　　新中国成立以来，党和国家高度重视中医药事业发展，重视古籍的保护、整理和研究工作。自 1958 年始，国务院先后成立了三届古籍整理出版规划小组，分别由齐燕铭、李一氓、匡亚明担任组长，主持制订了《整理和出版古籍十年规划（1962—1972）》《古籍整理出版规划（1982—1990）》《中国古籍整理出版十年规划和"八五"计划（1991—2000）》等，而第三次规划中医药古籍整理即纳入其中。1982 年 9 月，卫生部下发《1982—1990 年中医古籍整理出版规划》，1983 年 1 月，保证了中医古籍整理出版办公室正式成立，中医古籍整理出版规划的实施。2002 年 2 月，《国家古籍整理出版"十五"（2001—2005）重点规划》经新闻出版署和全国古籍整理出版规划领导小组批准，颁布实施。其后，又陆续制定了国家古籍整理出版"十一五"和"十二五"重点规划。国家财政多次立项支持中国中医科学院开展针对性中医药古籍抢救保护工作，文化部在中国中医科学院图书馆专门设立全国唯一的行业古籍保护中心，国家先后投入中医药古籍保护专项经费超过 3000 万元，影印抢救濒危珍、善、孤本中医古籍 1640 余种，开展了海外中医古籍目录调研和孤本回归工作。2010 年，国家财政部、国家中医药管理局安排国家公共卫生专项资金，设立了"中医药古籍保护与利用能力建设项目"，这是继 1982～1986 年第一批、第二批重要中医药古籍整理之后的又一次大规模古籍整理工程，重点整理新中国成立后未曾出版的重要古籍，目标是形成并普及规范的通行本、传世本。

为保证项目的顺利实施，项目组特别成立了专家组，承担咨询和技术指导，以及古籍出版之前的审定工作。专家组中的许多成员虽逾古稀之年，但老骥伏枥，孜孜不倦，不仅对项目进行宏观指导和质量把关，更重要的是通过古籍整理，以老带新，言传身教，培养一批中医药古籍整理研究的后备人才，促进了中医药古籍保护和研究机构建设，全面提升了我国中医药古籍保护与利用能力。

作为项目组顾问之一，我深感中医药古籍保护、抢救与整理工作的重要性和紧迫性，也深知传承中医药古籍整理经验任重而道远。令人欣慰的是，在项目实施过程中，我看到了老中青三代的紧密衔接，看到了大家的坚持和努力，看到了年轻一代的成长。相信中医药古籍整理工作的将来会越来越好，中医药学的发展会越来越好。

欣喜之余，以是为序。

中国中医科学院研究员

马继兴

二〇一四年十二月

校注说明

《呕斋急应奇方》是清代康熙五十六年丁酉（1717）叶风辑。叶风研习医学，著述颇丰，现存世有《达生篇》《集验新方》《胎产良方》等，以《达生篇》流传最广。作者姓名身世不详，其著作均署呕斋居士，又时自谓"守恒山人"，仅见《呕斋急应奇方·急救门》的"旁批"中，写有"张呕斋记"4字，署为张姓。其著书地点，或有"于南昌郡舍"，或为"南昌郡署之西堂"，推测其可能曾在南昌居官。据考证，呕斋居士名叶风，字维风，系从母姓张，但又不便在著作中书其姓氏，故而皆署"呕斋"。

《呕斋急应奇方》是一部以应对急症为特色的方书。全书共分23门，包括小儿门、外科门、妇人门、疝门、大小便不通门、脚气门等，总计收录700余首方。本书着重论述各科急症的诊断及救治，其特点是详论其症而慎于选方，每症只取一二屡验之方，用药亦多为家常易得之品，内外并重，多切实用。书中专列急救门，介绍了缢死、溺水死、跌死、打死、压死等急症的诊断及临床救治方法，同时也选录了一些去油污、去墨污、补瓷器、补石器之类的生活实用妙方，喂养和救治动物的验方。书成后未能付梓，现仅有抄本存世。此书是中医学史上为数不多的急症著作之一，对中医急症医学的研究和发展具有一定的文献价值和临床应用价值。存世仅为孤本，现藏中国中医科学院图书馆。

本次整理以清康熙五十六年抄本为底本，以《景岳全书》

《丹台玉案》《严氏济生方》《医学入门》等作为他校本。采取以下校勘原则和体例：

1. 全书采用简体横排，并以现代标点符号句读。

2. 文中代表方位的"右"字，均改为"上"。

3. 底本有模糊不清难以辨认者，以虚阙号"□"按字数补入，不出校。

4. 底本中字形、笔画之误，如属日与曰、己与巳、段与段误写等，予以径改，不出校。

5. 底本中的异体字、古体字、俗写字，统一以简化字律齐，不出校。如甦作苏、麵作面、竈作灶、洩作泄、牀作床、盃作杯、筯作箸、搥作捶、挿作插等。通假字保留，并出校说明。难以理解的字词、病名，出校说明。

6. 底本中的药物异名，予以保留，若属少见难懂者，出注说明。药名使用音同音近字者，如朱砂作珠砂、石膏作石羔、枳壳作只壳、僵虫作姜虫、海螵蛸作海漂消、菟丝子作兔丝子、槟榔作兵郎、栀子作枝子、牛膝作牛夕、木鳖子作木别子、益智仁作益志仁等，以规范药名律齐，不出校。

7. 底本中引录他书文献有删节或缩写时，凡不失原意者，不改。

8. 底本凡例之首，刻有"廉熙丁酉巫斋居士记于南昌郡舍"字样；正文之首，刻有"急应奇方，巫斋居士辑，二十四门（后附备急方）"字样及急救门旁批刻有"张巫斋记"字样，校定后略去。

9. 底本目录只列"小儿门，外科门……"今为便于读者查阅，依据正文重新提取目录。

10. 底本目录中风门后附类中风，中气中恶单列一门，而正文中风门后实附的是中气、中食、中恶，而中气、中食、中恶即为类中风的具体病证，故为保持目录与原文一致，将目录调整为23门，中风门后附中气、中食、中恶。

凡 例

刻方载集务博，一症之中列方十数，仓卒之际，莫知适从，今惟取屡验一二方。治病不难于得方而难于辨症，辨症既明，用药必效，故此本详于论证而慎于选方。诸本用药，必求家常之药，以为便于贫家，而朱门大宅，不难于得医也。然富贵之胜于贫贱，言其常耳，一有疾病，则聚讼盈庭①，杂投汤饵，轻病反重者有之。若得验方，辨症明白，不知不觉一投而愈，岂不快哉！故此本虽家常易得之物，而珍贵之品亦偶存一二，无力者别用一方可也。

用药之家，往往不知药性，诚恐轻试漫投，一有不当，反致误事，故只取性平和而有效者载之，峻利之剂，皆不用也。

一病之中，或载数方，而此外或有未备者，盖无必效之方，宁缺之耳。

煎药之法，须看是发散药、补益药、消导药、通大便药。若发散药，宜大火煎一滚即服，不可久煎。消导药及通利药，宜小火煎三五滚。惟温补药，宜微火多煎，虽百沸不妨。寒素之家，器用不备，富贵之家，假手②仆婢，多不能合法。

服药之法，如发汗之药，需要热服，服毕即睡，厚盖衣被，脚后更宜暖，不可说话，不可转动，侧身拳③足，候汗出至脚底，始将添被取去，再过少刻，候汗收干，慢慢起身。再睡时

---

① 聚讼（sòng 送）盈庭：聚集在庭院里争辩是非。讼，争辩是非。盈，充满。

② 假手：借用，利用。

③ 拳：卷曲，屈曲。

宜脱去衣裳，若连衣睡，不能得汗。但此是大冷之时，若春夏时不必如此。又，大黄等行药亦要热服，但服法不同。如煎得一碗，先热饮半杯，余药连碗坐在开水内，过一顿饭时又吃半杯，数次吃完，使上下之火一齐赶出，大便即通而愈。若一口吃完，反为不美。再，药内有芩、连、石膏、犀角等凉药者，亦宜如此，乘热作二三次服。温补之药宜温和饮，一气服之，服后静坐一时。如桂附等热药，放冰冷，饥时一气服之。大抵凉药热服，热药凉服，平和之药则温服之。

炒药之法，先将药放碗内，或酒、蜜、盐、醋、姜汁、童便之类，拌匀，候略干入铫①，以小火不住手炒至变色，以纸摊地，退火。惟枣仁炒极熟，白芍炒至黄，黄连炒焦，杜仲炒断丝，干姜炒褐色，若吐血用则炒至黑灰亦是言干姜也。言之不尽，各依本方。

煨药，如附子、肉豆蔻，以草纸厚包，水浸湿，以水和面，包成团，将热灰碎火埋盖，少时，上下转换，候面熟，去面纸用。如煨姜，只用湿纸包。

炙药，将两火筷架火上，将药横放箸上烘热，或酒、蜜水、醋，或羊酥，以鹅毛刷上，又烘又刷，如此数次，以匀为妙，不宜太焦。如甘草以透心为度，鳖甲以酥脆为度，惟虎骨坚硬，需要久炙。

煅药，用硬炭火烧透红，取出，如龙骨之类是也；或入倾银罐②烧，或烧后用药水淬，淬过又烧，如炉甘石之类是也。

凡香药，不可见火，如麝香、肉桂、木香、白芷之类是也。

---

① 铫（diào 吊）：煮开水熬东西用的器具。
② 倾银罐：即耐火黏土罐，古时熔银时常用此罐。

飞药，如朱砂之类，入钵乳①千下，入水搅浑，细者随水倾出，粗者仍留钵底，即带水再乳千下，又搅又倾三四次，其余脚子②不用，只将倾出者去水晒干，再乳千下。

取竹沥，用淡竹、篁竹，但笋味不苦者，可用；斑竹最苦，勿用。取法：以砖二块，侧放地上，旋砍新竹，锯一尺多长，破寸阔，水浸一时，将竹青朝上，横担两砖上，硬炭小火，放两砖内烧红，竹子两头滴水，以杯接之，即是竹沥。荆沥亦用此法取。

捣汁，如姜汁，只将姜入臼捣碎，不见水，以布绞出汁，名自然汁，他物亦然。

凡用酒者，但用白酒即黄酒无灰者好，烧酒不入药。用醋者，用米醋，杂醋不用。酥用羊奶酥。香油是麻油。

丸药、散药，以细为妙，小儿科药尤其要细。生肌末药，须研数千下。至于眼药、下疳药，须研数万下。

熬蜜，须用小火，入锅化开，将夏布滤过，重复入锅，候锅中转动将滚时，其蜜已熟，即便取起。若候大滚，其蜜已老，反能泛潮，不妙。不必滴水成珠也。

---

① 乳：研磨。
② 脚子：下脚，渣滓。

外录二则

　　凡阳虚之人，因①气虚也。阳气既虚，即不能嚏。仲景曰：欲嚏不能，此人肚中寒。故凡以阳虚之证，而忽见嚏者，便有回生之兆。

　　凡劳损之病，本属阴虚，阴虚必血少，而指爪为精血之余，故凡于诊候之际，但见其指爪干黄，觉有枯槁之色，则其发肤营气，俱在吾目中矣，此于色脉之外，便可知其有虚损之候，而损之微甚，亦可因之以辨也。

出景岳论《虚损》篇

---

① 因：原作"阳"，据《景岳全书·十六卷·杂证谟·虚损》改。

目 录

诸痛门

中风门

感冒伤寒门

急救门

小儿门

小儿奶癣疮 外用温水洗

此乃胎毒，不可医治，只好听其日久毒尽而愈，□□
搽药。川贝母、金银花等分，极细末，炼蜜丸一钱重。每
次一丸，白汤化下，常服清热解毒。乳母戒葱、蒜、椒、
姜、烧酒一应发物。

小儿吐乳

紫苏叶、甘草、滑石各一钱，水煎，以匙挑，频频
与之。

小儿浴水脐湿成疮

燕窠泥研细，干掺，自愈。若疮干，用麻油调。

小儿百日之内小便不通

葱白一节，去须撕作四，架放在杯内，入人乳半杯，连
杯放滚水内顿过，以匙挑与之。大人口含温水，吸咂小儿
小肚、前心、背心、手足心七处各数口，令气逗①而通。

---

① 逗：透出，透露。张相《诗词曲语辞汇释·卷二》："逗，犹透也，
露也。"明包汝楫《南中纪闻》："月洞有一隙，逗露天光。"

小儿受热大便不通

细葱头一个，去须，在砂锅盆内或石上磨圆，蘸些酱，插入肛门，即便。

小儿伤风鼻塞因母鼻风，吹其囟门

大天南星生用，一个，为末，生姜自然汁调如糊，敷其囟门，自愈。

奶孩子咳嗽春、秋、冬三季用

杏仁去皮、尖、松子去皮，各七个，百部末、麻黄末各五分，研匀，结白糖和饭上蒸熟，以匙挑食之。

小儿夜啼

蝉蜕下半截为末，薄荷汤入酒少许，调下三分。

小儿口疮

小儿口疮，难于用药。大天南星去皮，取圆眼①大，为末，酸醋调，涂足心。

榄 核 散

此散小儿食之，痘疮稀少。以橄榄核用灯火烧核灰，俟历本上，寻逢水十日，一岁用核二个，每岁加二个，须

① 圆眼：即龙眼，俗称桂圆。

用蜜拌，直吃到出痘时方止。总出在不要紧处数颗，俟毕，必出一身黄浓科①疮，以尽父母原禀毒气也。此方千金不传。

参 枣 汤

此汤专治小儿痘疮不起发者。人参七分，软枣九个，煎汤，入朱砂三分，服下即起发。

小儿稀痘方

辰砂五分　蟾酥二分　麻黄一钱　紫草一钱

上四味共为末，炼蜜为丸，如麻子大，一岁一丸，灯心汤送下，即少无害。

治痘疹初出发热

朱砂二钱，丝瓜近蒂处，二钱，用烧灰存性，为末，以砂糖拌食，多者可少，少者可无。

治发痘毒者

将黄豆口内嚼烂，敷毒上即愈，验过。

又方，取野地干人粪，山灰火烧过，存性，为末，香油调敷数次，痊。

---

① 科：通"窠"。巢，穴。《朱子语类·论语》："须要勇猛精进以脱以科白始得。"

治小儿胎毒及痘疮诸症

辰砂一钱，生地生者取自然汁，些须①，生甘草三皮，细末，一钱，升麻捣汁，些须，黄连细末，些须，共一处，研如稀泥，抹入小儿口中，其毒自大便瘀血而出。

治小儿胎毒

犀角一钱，牛蒡子一钱，防风三钱，荆芥花四钱，甘草节三钱，油核桃七个，前五味为末，将油核桃同炼蜜二两，打成膏，每次空心服二茶匙，外用芝麻油，日擦三次，十日全好。

小儿疳积

芦荟、黄连、胡连、白术、白茯苓各一两，使君肉、莲子肉、山楂各二两，共为细末，用六神曲细末糊丸，六②豆大。每服一钱，效。

小儿吐乳不止

用莲肉心□个，香附二个，吴萸一粒，丁香七粒，瓦焙为末，退火气。用乳调敷奶上，令儿含奶吃之。

小儿口舌生疮

用碧云散。儿茶、硼砂飞过净，各三钱，青黛、朱砂各

① 些须：一点儿，不多。
② 六：疑作"绿"，音近致误。

二钱，南薄荷三钱，冰片一分，麝香半分，共为末。用时吹入口内。

小儿水泄痢神效

广木香一两，江西淡豆豉一□，巴霜一百粒，将纸包打去净油，用一钱二分，共为末，人乳为丸，绿豆大。小儿一二岁每服一丸；三五岁三丸。空心，黄酒送下。膨胀心闷，姜汤下。大人服十五丸或二十丸为度，看人虚实。

小儿头疮耳疮

用竹叶灰、猪胆调敷，四次即好。

又方，用芝麻生嚼之，冰敷三四次即好。

小儿急惊风

有用生姜自然汁，灌下三四小匙而好者。

又，看脐有青筋根起者，用笔点头，取艾火灸之，三四次为度，其脉发开四五脉者，本、头上俱用灸。

小儿夜啼惊风

用辰砂一钱，要成块的，虫退①七个，除头足，研末，用蜂糖饭上同蒸熟，与小儿食之，屙②红尿即好，不必再食。

---

① 虫退：即蝉蜕。

② 屙（ē）：排泄（屎、尿）。

小儿化痰散

贝母一钱五分，天竺黄一钱一分，大辰砂一钱，麝香七厘，川牛黄二分四厘，瓜蒌霜二分，纸包，捶去油，代青礞石极妙，珍珠二分四厘，另研，共为细末，清晨或临卧，灯心、竹茹煎汤，调服八厘。

小 儿 吐

用柿蒂七个，煎汤服，绝妙。

小儿腹痛

肉豆蔻一个，火煨去皮，诃子一个，火煨，为末，砂糖拌服即好。

小儿口疮

白矾一钱，朱砂、硼砂、珍珠各五分，胆矾三分，细末，吹入口中即愈。

又，小儿蛾口，烧珍珠为末用。

小儿初生一月内惊风欲死者

朱砂，新汲水磨浓汁，涂五心①上即瘥。

---

① 五心：指两手心、两脚心、胸心。

八　仙　糕

大人小儿虚弱，疰夏①常服。莲肉八两，芡实八两，白茯苓四两，广皮、甘草各一两，麦芽、山楂、神曲各三两，白豆仁五钱，陈仓米一升，锅焦一个，锅焦即灶中心土，研粉，白糖十二两，蒸糕时常服。

小儿肥疮

松香研末，灯花昏捻条，蘸油，灯火上烧，滴下油，抹疮，二日即好。

治小儿痢疾食积肚大，八仙丹

辰砂一钱，雄黄一钱，白蔻仁、巴霜各二钱，木香二钱，黄连四钱，乳香、没药各一钱，俱另研末，称过，用神曲糊丸。红痢，薄荷汤调下；白痢，甘草汤、姜皮汤下；噤口，莲子汤下。

治小儿潮热不退

用大黄切片，以酒煮干，九蒸九晒，加平胃散为丸，大人小儿量服之。

治小儿身面肿名白龙丹

车前子一味，捣碎，真清油调搽。

---

①　疰夏：病名，指夏季时所发精神倦怠，胃纳不佳。

治小儿惊搐

立效。青皮、陈皮、乌药、香附、甘草、半夏、紫苏等分，煎服。

治小儿泄泻、痢、脱肛

用槐花研末，米饮调服。

治小儿水泻不止

五倍子为末，每服五钱，饭汤送下。

治小儿泄泻不止

用硫黄、滑石，俱末之，饮汤调服，立效。

治脱肛不止

用大蜘蛛研烂，搽肛门，即时便收。

治小儿肚下一边红肿大痛，或生肚痈、肚角发

用野荞麦根，研酒服，即好。

小儿急慢惊风方

七个僵虫①，七个蝎，朱砂一粒，一钱也。吾谓只是一分，半片雪轻粉五厘也，用时即取娘身乳用乳调服也，此是神仙

---

① 僵虫：即僵蚕。

真口诀。

返 魂 丹 治小儿急慢惊风

天麻一，全蝎一，南星二，半夏一，白附一，僵虫一，甘草一，生姜三片，煎服。或吐，用理中汤止吐，再服四君子汤。

脐风撮口

小儿生下数日，患脐风症，十有九死。其症唇口色青，手足抽掣，角弓反张，痰涎壅盛，不能吮乳，牙根上有白点，如粟米、马牙之状，撮口锁肚，肚腹膨胀，此皆胎毒所致。又因生下未对昼，吃乳早之，故切忌疏风香燥之药，惟用此方应手，皆效。但要速治，迟恐不及耳。又有暴寒之症，与此相似，但口噤而不撮，口中亦无白点，另用他药，不用此方。但凡牙根口内白点，不论何证，即须刮去。

大黄二两，水五碗，煎一碗，滤净，熬膏　天麻　陈胆南星　甘草　全蝎酒洗，去头足，各二钱　僵虫炒，一钱五分　玄明粉三钱

上六味为极细末，入大黄膏子为丸，黄豆大。每一丸，白汤化服，利下痰粪，止药。外用银簪磨快，将牙根上白点刮去出血，用好墨，以薄荷汤磨浓，以手指洗嘴，再用其母油发蘸墨，满口擦之，仍用青绢浸新汲井水搌①口。

---

① 搌（zhǎn 展）：轻轻地擦拭或按压，把湿处的液体物吸去。

初生眼闭

熊胆少许，入开水内，候温，洗眼七八次即开。

小儿吐乳

紫苏叶、甘草、滑石各一钱，水煎，以匙挑，频频与之。

潮热初起

柴胡炒焦、薄荷、滑石、甘草各五分，灯心十节，煎服。

治一切痰喘急惊方

全蝎炙熟，三个，朱砂飞、川黄连各四分，陈胆星、天麻、僵虫洗、冰片各三分，甘草二分，牛黄六厘，共细末，每六七厘，银、金、薄荷、灯心煎汤和下。

又，以艾绒撮紧，如绿豆大，灸尾间三五壮穴在脊骨尖尽处，肛门之后，软陷处是。

治小儿热泻发渴初起者 此症夏月多

朱砂飞、黄丹①飞、明矾烧枯，各细末，五钱，枣肉丸，黄豆大，每服三丸，针刺在香油灯下烧红，存性为末，糯米泔调服。

---

① 黄丹：即铅丹。

治小儿夏月泻初起者

白术土炒、滑石、炙草各一钱，水煎，入砂糖一匙。

治小儿泄泻膏药 时常腹痛及暴泻痢疾

生姜四两，麻油四两，黄丹二两，熬膏药，贴脐，兼减其乳食即愈。

又，水泻二方。

一方，用生姜、葱白捣烂，加黄丹，丸如黄豆大，入肚脐内缚之。

一方，用淡豆豉二十一个，葱头七节，共捣烂成饼，烘热贴脐，神效。

小儿久泻，饮食少进，身微热者

白术土炒、白茯苓各三钱，同陈米一撮，煮粥，止服米汤。

泄泻，服药不愈，以致浑身大热，喜卧冷地者。松花炒、红曲炒，各一钱，为末，洋糖水调服。

泄泻，服药不愈，反致腹胀，小便不利。黄豆一把，炒黑煎汤服之。

泄泻，服药不愈，反致身大热，口大渴不止者。白术土炒、白茯苓、炙草、藿香、人参各一钱，木香六分，干葛一钱五分，煨姜二片，大枣一枚，煎服。若病深者，一昼夜服二三贴，当茶饮之。若服凉药及利水药则愈热愈渴，渐成慢惊矣。

小儿痢疾二方

一方，用黑牵牛烧灰存性，为末，酒调下五分。

一方，用鸡蛋一个，冷水下锅，煮熟，去白用黄，打碎，以生姜自然汁数匙，和匀，与儿食之。不用茶及油腻、面食、煎炒、生冷。

痢 疾 膏

朱砂、雄黄、巴豆肉、蓖麻子肉各二钱，麝香一分，共研细，炼蜜和匀，入瓷罐，黄蜡封口，每用取梧桐子大，捏扁，贴眉心，以膏药护之，少顷，起泡即除去。

久痢不止

干姜炒枯黑、红曲微炒，各一钱，煎服即止。

小儿噤口痢二方

一方，用荞麦面八两，木鳖子仁十个，田螺二十个，先将面水和作饼，将前二味同捣如泥，作饼心，蒸熟，平切两片，先将一片有心一面贴肚脐上，候冷，又将前一片热贴，以进食为度。

一方，用精猪肉快刀披①薄片一两，以米粉二面铺匀，慢火炙黄，加粉再炙熟，以少许与儿食。如不食，放其鼻

---

① 披：分开，裂开。《左传·成公十八年》："今将崇诸侯之奸，而披其地，以塞夷庚。"

下闻香，渐渐要吃。

小儿疳痢

消积健胃，亦治水泻及脾胃虚弱。用鸡肫皮①炒黄为末。每服一钱，米汤调下。

小儿疟疾三方 俱要节戒饮食

一方，用大鳖一个，破开煮汤，遍身浴之。

一方，用虫退为末一钱，巴豆仁三个，黑枣肉一个，俱捣末丸，黄豆大。临发日五更，以膏药护贴眉心上，后起泡去之。

一方，用胡椒三粒，研末，入砂糖少许，研匀为丸。疟前一日，入脐内，以布缚紧，使出外游耍，次日解去。

小儿疟疾，久则脾虚不禁

白术不拘多少，用白酒煮熟，候酒干，切片为末，真神曲打糊丸，圆眼肉大，朱砂飞细，少许，为衣。每一丸，白汤化下。

小儿腹痛时常发者

使君子煨熟，去壳，一两，乳香、没药各去油，一钱五分，拌匀，滚水调六分。

---

① 鸡肫皮：即鸡内金。

小儿病食积居多

用草果面包，煨待熟，去壳，再炒焦细末，每以一二分入口，以乳呷之，或用白汤少许，和下亦可。

疳积验方

谷精草、莲子五两，海蛤粉八钱，五谷虫①五钱，鼻上有疮，加防风三钱，共末。每服八分，以鸡肝切碎，拌匀，加盐少许，箬叶包，饭上蒸熟吃。

肚大面黄，要吃不休者。用苦楝树朝东土内根皮刮去粗皮，取内软皮，晒为末，陈米醋丸，黄豆大。每服一丸，白汤化下，间或服之。

疳积，肚大面黄，肌肤干瘦，危困者。木鳖子仁五钱，使君子肉煨熟，一两，共细末，水丸，龙眼肉大。每一丸，以鸡子一个，破顶入药，调匀，饭上蒸熟，空心食之。

小儿淋疾尿管内痛单方

生陈籼米一钟捣碎，以井水泡，揉挤出白汁，去渣，白果肉三四十枚捣汁，去渣，二味和匀，隔汤顿，温服。

小儿疝气

白术、白芍、白茯苓、柴胡、薄荷、陈皮、甘草、木

---

① 五谷虫：又名蛆，谷虫，水仙子，为丽蝇科金蝇属动物大头金蝇及其近缘动物的幼虫或蛹壳。

香、香附、当归、生姜一片，木香、甘草减半，余等分。

有一子胀大而痛者，加丹皮、黑栀子；又有性急好哭，亦令肾子^①偏大，过时随愈，不必医治，或间服抱龙丸足矣。

小儿常用调养二方

一方，六味地黄丸此方原系小儿科方，后因大人服惯，忘却为小儿方耳。不知此方补肾滋肝健脾，极能稀痘，久服无一切疳痨之症，惟脾弱面黄肌瘦，食之少作泻者，不可用此耳。

大生地八两　山萸肉四两　山药四两　丹皮三两　白茯苓饭上蒸，三两　泽泻微炒，三两

上将地黄同砂仁一两，有火者不用制熟，捣匀，烘干，连地黄磨碎，炼蜜丸，龙眼肉大。每空心一丸，滚水和下。忌萝卜、葱、蒜、椒、姜。

一方，保童丸治小儿脾虚，食少常泻，面黄，或要吃不休，午后潮热或肚大青筋，口渴，头发脱落，吃泥、吃炭，及平常调理，病后调理，极效极妙。

用白术、白茯苓俱饭上蒸，薏仁水淘，炒、芡实炒、白扁豆炒、麦芽炒、神曲炒、山楂肉炒、鸡肫皮炒，各一两，山药炒、莲子去心，炒、五谷虫水漂净，炒，各二两五钱，荸荠沙盆内擦碎，夏布^②包，入清水内揉挤出白浆，澄清，去水，连盆晒干粉，七钱五分，共为末，炼蜜，和匀，作大丸或印成饼，

---

① 肾子：指睾丸。
② 夏布：用苎麻纤维织成的布，宜于制夏装，故名。为我国特产，多产于江西、湖南、广东、四川等地。

不拘时，白汤或米汤调服，或干嚼，不论多寡。或只将药末加锅焦末斤许，洋糖拌匀和服，只忌生冷。此药不寒不燥，且味甜，小儿喜食，其妙如神。

小儿胃弱吐逆，手足心热，乳食不进方

用陈红曲炒，三钱五分，白术麸炒，一钱五分，甘草一钱，共末之。每五分，枣汤下。

走马牙疳二方若不早治，口臭，腮穿，牙落

用人中白二两，煅，儿茶一两，黄柏、薄荷叶各六分，青黛六分，冰片五分，俱细末，先煎黄柏、甘草，水洗牙，再用鹅翎①管吹。

又方，用人中白一钱，煅，靛花三分，铜绿二分，麝一分，乳极细，鹅翎管吹。

治痘已出而复没，其势甚危，诸药不效者紫背荷叶，在盐铺内寻

经霜后，搭水紫背者、白僵蚕洗去丝，炒各等分，为末。大人一钱，小儿五分，用芫荽研出汁，和酒下。古方多用人牙等物，总不及此。

麻痧瘄疹神方

用桑白皮自寻家桑树入土根，刮去粗皮，取嫩白皮，不见铁，

---

① 翎：鸟的翅和尾上的长羽毛。

用蜜拌，瓦上焙干、地骨皮自采鲜根皮，各三钱，牛蒡子炒研、荆芥穗各一钱五分，桔梗、甘草各一钱，浮萍晒干，二钱。

上为粗末，小者分三服，病重者作一服，水煎滤过，澄清饮之。此方验过数百人。

痧麻瘄疹发不出，以致鼻煽命悬呼吸者即发

生芝麻一把，葱头一把，先将芝麻捣烂如泥，再同葱头捣烂，令小儿坐帐内，以铜盆盛药，以滚汤冲入，使药气熏蒸，候冷取出。

治麻神方

用西河柳即观音柳，此一味煎水，兑红砂糖，饮之神效。非但治麻后痢，即外则煎水洗，内则为饮服，麻疹亦易出，屡试甚验。冬月用枝梗，春夏用枝叶，乃透麻疹之圣药也。

外科门

凡痈疽、发背、对口，一应恶疖大毒，但系赤色高肿者，按方施治，立取速效；其不红不热，平塌纯阴者，不敢立方。

痈疽发背热毒

煎药　升麻酒炒研末，三钱，生黄芪二钱，金银花、连翘、金星凤尾草各一钱，归尾、地骨皮、大北芥子研，各八分，羌活七分，大蓟、小蓟各五分，桑白皮五分，甘草二分，水二碗，煎一碗，加末药六分，入碗内服，乘热服，取微汗而愈。

末药方　金线重楼一两，大土贝①二两，琥珀三钱，蟾酥八分。

痈疽大毒

未破洗方　狼毒、艾叶、紫草，煎水洗透。

未破敷方　郁金、大黄各一两，赤芍、花粉各五钱，白芷二钱五分，共末，加燕窠泥、葱汁、醋调敷，要留头，莫敷。

服药　未成，一服愈；已成，三服愈。连翘五钱，甘草三钱，生白酒二碗，煎至一碗，加麻油一碗，和匀服。

发背熏法　矮老科生路旁野地，高数寸，软叶，秋冬结红果，

---

① 大土贝：即土贝母。

如山楂者是，连窝取来入瓶，水煮，令其仰卧，以竹筒一个盛水熏之。

溃后洗药　狼毒三钱，银花、柏子仁各一钱，独活、甘草、防风、地骨皮、荆芥、皮硝①、龙胆草、红花、紫草各八分，水八碗，煎五碗，令煮雄猪肉，淡汤冲入，一日一次，夏天两次。

溃烂臭不可闻，取烂肉方　当归、柏子仁各五钱，瓜蒌仁一钱，虫退、紫草各五分，通草二分，指甲炒珠，三分，好酒三钟，葱白一根，煎一钟，另磨犀角、羚羊角，水加碗内陡服，次早全下，不用刀针，方为奇妙。

治肿毒并流注、湿痰丸药未破用

天花粉十两，青木香五两，生矾三两，水跌丸酒下三钱，五七服自消。

无名肿毒服药

槐花一两，砂锅炒红色，核桃十个，火煨取仁，同捣如泥，滚酒冲饮之，盖被取汗。

无名肿毒敷方

独头蒜，水缸边湿泥，以口中吐沫磨蒜同泥，捣匀，敷之愈。

---

① 皮硝：即朴硝。

一切外科恶症散漫不聚者

不拘已破、未破并用。精猪肉切极薄，大片贴之，干则易之，立时松快。

一切外科痈毒已出头者

用此贴之。紫苏叶数十片，入碗，米醋浸，蒸过，拍软贴之，干则频换，能拔脓去恶肉，收口，避风，无外患。

凡一切外科出脓之后，些须小毒，只宜葱汤洗，俟脓尽，换淡肉汤洗。

发背大毒溃后，夏月腥臭，夜间不觉，宜葱汤洗。往往蜈蚣入内，即能杀人，每日宜令雄鸡入床下，仍点灯四下照寻。

冲和膏 凡肿毒初起，坚硬用之，此消肿止痛，散血通气，祛风软坚之圣药也。又治一切偏正头风肿痛，眉棱骨痛，耳肿，腮肿，眼痛，腿脚肿痛，湿痰流注，肿痛并涂之，眼痛涂两太阳眼眶

真紫荆皮炒，五两，川独活炒，三两，京赤芍炒，二两，香白芷一两五钱，石菖蒲一两，共末，瓷罐密收，用葱白一把煮烂，捣成膏，和药乘热敷。

白玉膏 治痈疽发背及无名恶毒、棒疮、顽疮，止痛，消毒生肌。一切生肌之药，俱不及此神速

当归尾、黄芩、黄柏、黄芪、北细辛、赤石脂、象皮

各二两，麻油一斤，熬，滤去渣，下黄蜡二两，慢慢再下官粉①炒过，一斤，槐柳枝搅，看膏成离火，候烟尽，再下琥珀、乳香、没药、儿茶、轻粉各二钱，三七六钱，冰片四分，如无琥珀，蜜蜡亦可；无广三七，水三七亦可用。一膏可愈一病。

肿毒生肉已满，用此生皮

铅粉一两，用净锅盛，以硬炭火上下炼黄色，吹去灰，乳细，真轻粉一两，共乳极细上有冰片六分，同乳，瓷罐封固，至肿毒肉满时用，但此时不可再洗，只可加敷。

对口②二方

黑鲫鱼一尾三寸长者，去鳞，头垢五钱，鲜山药一寸三分，捣烂，敷，留头。

又方，用鸡屎填入半边核桃壳内，敷之。

指上生毒，痛不可忍

白蛇串③即用此药，麻油调搽不用胆。

蜈蚣一条，雄黄一钱，白芷五分，青黛三分，俱细末，入猪胆拌匀，连胆套指上。

---

① 官粉：即铅粉。

② 对口：病证名，指疽生于脑后项背正中，部位与口相对，故名。又称"脑疽"。

③ 白蛇串：病证名，此证因衣服被蛇游过，或饮食沾染蛇毒，入于皮毛而成，小儿多患之，生于腰间，两头如蛇形，若不急治，则两头相合，即不能救。

白蛇串，若不早治，连接一周者不治。即用上方，麻油调搽。

又方，用老铣鸡①油，不见水，加银珠熬，敷之，但敷在四围好肉上，不可涂疮，若沾在疮上则烂矣。

又方，鲜百合一囊，明雄②细末，同捣成泥，敷之，立时止痛而愈。

瘰疬结核

不拘已破未破，三方。

一方，用牡蛎火煅，四两，甘草一两，共细末，每食后茶调一钱。外用黑铅三两，炒成黑灰，研细，醋调，敷上，外用绢帛盖贴，一日一换，取出恶汁，如此半月，不痛不破而愈。

又方，新鲜三白草根此草生在坡塘浅水处，独梗青叶，顶上三个白叶，根如指大，雪白密节，又名竹节沙参，熬取二斤、当归、木通各三两，红花一两，水浸，用陈糯米二斗，水泡取起，入药拌匀，蒸熟，加白酒曲做浆，下水不煮，每日服三次，酒尽愈。

瘰疬痰核膏药

大黄二两　黄丹飞，四两　黄蜡③一两　古石灰三钱　乳

---

①　铣鸡：即"阉鸡"。
②　明雄：即雄黄。
③　黄蜡：又名黄蜡石、蜡石。因石表层及内部有蜡状质感色感而得名。属矽化安山岩或砂岩，主要成分为石英。

香　没药各二钱　麻油九两

将大黄煎枯，去渣，下黄丹，搅匀，离火下蜡，化尽，余下后三味搅匀，成膏收用。

妇人乳中结核_{立散如神}

甘草节非节不效、青皮、升麻、连翘各二钱，瓜蒌子三钱，水煎，食远服。

乳　　痈

用瓜蒌一个，连皮捣碎，没药、皂角刺炒半熟，各五钱，乳香、甘草各二钱半，粗末，酒三碗，煎二碗，分七八次服之，其痛立止，无脓即消，有脓即溃。

乳痈吹乳

葱熨法。用葱一大把，捣如泥，铺乳患处，上用瓦罐盛灰火，草纸数重，麻布一重，扎口，将酒喷麻布上，连罐覆放葱上，一时汗出即愈。

便　　毒

棉花子_{瓦焙存性}，为末，空心酒下三钱，三次愈。外用肥皂捣烂敷。

横痃_{肿硬疼痛，在小腹下阴毛间者是}

肥皂核仁烧存性，研末，一小杯　红铜末系打铜匠打落铜衣，研过，水飞，二分上，做一服，空心酒下，饮尽醉，盖暖，睡一夜即消。外用水调面，涂在四围，生山药三寸，砂糖同捣如泥，敷在当中。

囊风作痒

苍术八两，大茴一两，干荷叶四两，同为粗末，炒熟，分四分，绢包拖囊，四包互换，三次即愈。

汤火伤方论

汤泡火烧之患，或因循忽略，或治不得法，误事多矣。火烧者，急用烧酒，以草纸数层，浸湿贴之，仍用烧酒常常刷之；若伤重者，用烧酒数十斤，入缸，将患人抬在缸中浸之，令将周身火毒拔出，一不致内攻，二不致溃烂。再用鳖甲炙酥，研极细，湿则干用，干则麻油调搽，多用为妙；若心中烦躁，或致昏迷者，此火气攻心，急用生地黄、木通、甘草各三钱，麦冬一钱，水煎服之；若心下稍定，改用生地、生黄芪、当归、金银花、甘草各五钱，白芷二钱，连翘一钱五分，虫退去足，一钱，水煎服之。

托里排脓，清热解毒，使从外解。外面溃烂，日用淡肉汤加葱汤洗之。若渐愈后，惟新肉不生者，用当归膏涂之。当归二两，麻油四两，煎焦黑色，滤去渣，下黄蜡一两，成膏敷之，生肌如神，一应疮毒，生肌俱效。

滚水泡者，不用烧酒浸，其余搽药、吃药俱与火烧一样。若寻常汤泡火烧，只用鳖甲敷之，万无一失。

泡汤及向火大过致生火疮

用冬青树叶不拘多少，捣碎，鸡蛋清二三个，米醋二三匙，水煎冬青叶，去渣，加后二味，熬如稀糊，搽之即效。即冬青叶一味，熬膏亦好。

治臁疮及诸顽疮灸法

以生面水调，做圈，依肿处大小围之，圈高寸余，实贴皮上，勿令渗漏圈外，以布物铺厚，以防火气。患者安身勿动，圈内用好黄蜡片屑铺满，上以鸡骨好炭烧红一头，以手执定向疮，灸黄蜡熔化，毒浅者觉痛便止，毒深者全不觉痛，再下蜡，随化随添，至圈满，再灸至蜡沸，初痒后痛，久之痛甚乃去火。以少水微浇蜡之上，俟冷，揭去蜡，近皮处俱青黑，此毒去也。浅者一二次内消，深者三四灸亦脓出肿消，立愈。灸毕，用当归膏敷或珍珠散搽百捻。

又诸疮，凡疮口虽破，而皮上顽麻硬，脓未出者，不必用刀针，惟灸之，脓自出，肿自消；或肿出而疮口溃烂者，即于疮口下圈，再灸蜡，气从口入，愈深愈妙。

臁疮、血风，臭烂起械

用葱、椒煎水洗疮，再以豆腐渣厚敷疮上，以油纸包，绢布扎定，一日一洗一换，如此半月，再用收口生肌药。

臁疮、血风疮、肥疮并杂疮

忌铁器，只宜用椒、姜、葱、盐洗过，贴凤凰衣即哺出鸡子壳，七个，壮年头发一团，铜绿、密陀僧各二钱，轻粉一钱五分，官粉二钱，黄蜡一两五钱，鸡蛋一个，香油四个[①]，先将油煎蛋至黑色，去渣，入头发，煎化去渣，熬，离火，入黄蜡，再入上五味，细末成膏。

疯　犬　咬

凡被疯犬咬，急将裤子脱下，放在门背后，自己撒尿其上，不可移动，次日现出狗形。盖犬毒归下部，故当时即宜撒尿，尿后即用人或自己口含米泔水吐在咬处，忍痛挤洗、揔干，以白芷细末敷之，既敷后，即看头顶心有红发一根，以镊摘去，再服后药。

一咬之后，急忙合药，药成即服。

斑蝥七个，糯米炒去翅足　滑石乳细，二钱　甘草　百草霜系近山人家烧杂草的锅底煤，若烧一样柴草的不是。各一钱

细末，作一服，白汤调下，轻时一服，重则再服，小便出红血为度。忌猪肉、鹅、赤豆、粽、茄子，又忌苎麻种麻、种茄地内，俱不能走。

蛇　咬

先用热小便洗挤极净，恐有蛇牙在内，再以明雄、白

---

① 个：疑为"钱"。

芷二味研细，敷上，再以香白芷两余研末，以麦冬汤调下，毒水从咬处出。

若极毒蛇咬，以致身体发肿，皮肤变色，甚至渐渐昏迷者，白芷服至五七两取效。如无麦冬，新汲水亦可。

蜈 蚣 咬

以草纸卷起，点火烧烟，自下熏之，熏后将明矾烧化，滴在咬处。

鳝 鱼 咬

尿洗，以陈壁土、石灰研细，香油调搽。

鼠 咬

猫屎涂之。

人咬指烂

先用热小便洗挤净，再用鳖甲烧焦，研细，麻油调搽。

治痔漏肠风、脱肛泻血，面色萎黄，积年不愈者

白术一斤，土炒为末，干地黄半斤，饭上蒸，捣烂和，如干，加些热酒，丸，梧子大。每二三十丸，日三服。补中益气汤亦妙。

接骨四方

马前四两，即番木鳖，先用川乌、草乌、羌活、麻黄各

一两，酒一壶，煮浓汁，去滓，入马前煮干，再以真苏合香油搽上，炙酥，研细为末，瓷罐收，热酒调服四分，盖被取汗通身，其骨自己合成如旧。

敷方　大黄以石灰拌炒红色，去灰，四两，松香熔化，倾地石上，冷定，三两，生半夏三两，共细末，加榆皮面少许，好酒调，乘热敷上，其痛立止。如碎烂者，干搽之。

酒药　五加皮五两，骨碎补即猴姜，去毛，二两，乳香去油、没药去油，各三钱，好酒一大瓶，煎半炷香，热服，一日二次。第二三日，腹中积有瘀血，以后药下之。

下药　桃仁、红花、苏木、赤芍、归尾、生地、三七、牛膝各一钱，水煎，空心服，血尽下，通共①四五日全愈。

若手足断折者，先将骨头扶理平正，即以敷药敷上，以油纸盖贴，再用杉木皮二片合夹，外仍用棉絮包裹，再服马前末药，汗出之后，其骨已合，其痛已止，每日只换敷药，饮加皮酒，其末药止用一服。其余跌打损伤，只用一二方，便可收功。

疥疮方论

大约疥疮脓窠与痈毒痘子，总是一理，但大小缓急不同耳，治法总宜解毒、托里、补虚，无不效者。人但知解毒而已，托里一法，尚未之知，安望其补虚哉！宜乎治而不愈，愈而后发，经年累月，甚至饮食不进，面黑肉肿，

---

① 通共：即总共。

去死不远，尚解毒不已，因而丧命者多矣。呜呼！岂病之过哉？药之过也！

其法，初起用解毒药数贴之后，改用托里排脓药，外用搽药，数日便愈。其有不愈者，则脓多而气血虚也<small>脓窠气虚，干疥血虚</small>，惟宜加减保元汤，大剂服之，则气血充而肌肉实，一发便愈，愈后不复发矣。至若体虚之人，年老之人，及产后、病后之人而患疮者，则不必解毒排脓，只用加减保元汤服之，再用参苓白术散收功可也。其面色黄黑，食少浮肿者，理脾为主，宜用参苓白术散，或末，或煎或丸服之，自然进食，肿消，疮瘢而愈。大约诸疮久而不愈，总宜理脾，以参苓白术散为第一药。其有误用毒药敷搽及用水银等药烧熏，以至毒归于内，其疮尽收，遂尔饮食不进，胸腹饱闷，面目浮肿者，死在旦夕，急用加减保元汤，再加白芷大剂连服以救之，但得肿消，则无事矣。此后只与理脾，不必医疮而疮自愈。至于熏药一方，不知始于何人，遂至流毒千古，熏之而死者，吾目击十余人矣，冤哉！

解毒药例　荆防败毒散之类，如初起内热太甚，加酒炒黄芩、黄连；大便闭结者，加酒炒大黄一二钱；痛甚者加黄芩；痒甚者加地榆；发不出者加炒牛蒡子。

托里排脓药　生黄芪、当归、连翘、金银花、防风、荆芥、白芷、蝉蜕、甘草之类。随症加减。

加减保元汤　生黄芪<small>五钱</small>，当归、白芷<small>各三钱</small>，甘草<small>炒，二钱</small>，防风<small>五分</small>，水煎。若饱闷不思饮食，或作泻者，去当归，加土炒白术三钱。

疥疮药酒　生地、当归、金银花、制何首乌、黑芝麻各一两，沙蒺藜五钱，秦艽、佛手柑各二钱五分，猪板油半斤，生酒十斤，煮两炷香，退火，日日饮半醉。

疥疮脓科搽药　疮方最多，总不如此方。大枫子四十九个，木鳖子、杏仁各二十五个，轻粉、蛇床子各三钱，水银六分，麝香一分，冬月二分，先将蛇床研细，下轻粉、麝香，同研极匀，听用，再将枫子去壳，杏仁去皮，俱要新白者，入锅略焙软，共研成泥，下水银研不见星，再下蛇床三味，研匀，再用雄猪板油去皮，一两研烂入药，共研成块，用夏布包起，不时搽擦。

治浑身疮烂，脓水淋漓，沾着衣被，不得睡者

用菖蒲晒干，磨成细末斗许，铺席上，使患人睡在末上，夜间得睡，脓水渐干而愈。

治遍身风癣，寒热往来无定

服三十贴三方。

当归二钱，赤芍一钱五分，甘草、白芷、苡仁、神曲炒，各一钱，水煎服。

丸方　紫河车一具，生地、熟地、萸肉、山药、丹皮、茯苓、白芷各一两，泽泻五钱，蜜丸，空心滚水送下三钱。

洗方　用皂角煎汤，日洗二三次。

多年顽癣方并不痛，搽一次便愈，但药不可多用

白芷一钱，斑蝥去翅足，三分，共细末。每用少许，以

酸醋调搽，起白泡愈。

荷叶癣方

硫黄、轻粉、官粉、花椒、枯矾各等分，为末，土大黄捣烂绞汁，调敷；干，又以汁润之。土大黄即牛舌草根。

刀疮神方 立刻止血止痛

老松香熬化，倾水中，如此三次、半夏生用，各等分，为细末。任凭刀砍斧伤，大把敷上，扎紧，次日即愈。

血痣破血，血出不止

五灵脂末，敷上即止。

擦疮神方

韭菜汁、麻油、盐三味和匀，搽之。如无韭菜，即醃韭菜汁加麻油亦可。

风疹成块痒极者

枫树上球子，煎汤洗之。如无枫球，芸香亦可。

坐 板 疮

雄黄、松香各五钱，为末，铺纸上，卷成细条，麻油浸透，点火，滴下油，搽数遍即愈。

下 疳 疮

外用甘草水洗。蜗牛即有角蜒蚰，放盆内，以蜜点牛角上，即吐出清水，取搽。内用大红花椒去子，每日以麻油一杯，吞下十余粒。

狐臭腋气

禀自先天，甚难除绝。今用密陀僧，乳极细，乘汗敷擦，以避一时，然常用之，亦竟不觉也。

雀 斑

鲜玉簪花，带露采取，日日擦之。

汗 斑

硫黄一两，胆矾一钱五分，共末，鸡蛋清调，夏布包擦，三日痊愈。

小儿头上、耳后生黄水疮，渐渐沿开者

用老松香为末，青布卷成条，麻油浸逗①，点火烧，滴下油，以碗盛，接坐水中，一夜出火毒，搽之立愈。但搽时，先搽一角，再搽一角，切记不可满头搽。

---

① 浸逗：即浸透。

小儿眼皮生黄水疮，沿及正面者

生石膏为末，井水调搽，一二遍愈。

手足甲疽或割损成疮，日久变成怪症

绿矾五两，火烧至汁尽，研烂，色如黄丹，以盐汤洗疮，搽之。

脚　　裂

蛇蜕、头发各二两，猪板油二斤，清水二十碗，熬至水尽，以棍频搅，至蛇、发二味熔化为度，下黄蜡四两，倾瓷钵内，临睡以抿子①脚挑入裂，立能止痛，冬至日合更妙。

积年冻耳冻跟此方试验

樱桃出时，取以擦耳及手足，一日数遍，至冬，或大发或不发，自此终身不发矣。若将樱桃罐盛埋土中烂，至冬用更妙。若临时，惟取大麦苗煎汤洗之，效。陈蜡烛油烘化搽之。

远行足起泡

水调生面，涂一夜平复。

---

① 抿子：妇女梳头时抹油用的小刷子。

鸡 眼

用鸡蛋打一孔，去白存黄，入黄豆十余粒，以银簪搅匀，封头，浸二三日，取出豆、黄，一同捣烂做饼，贴上扎线，一昼夜，其眼自起，以指甲连根拔出而愈，年久者两次而愈。

营内扎箭并刀割耳方

马粪乘热敷上，即长成如旧。

拶①伤手指

生大黄、刘寄奴叶、生天南星各一两，朝脑②三钱，葱捣自然汁，调搽伤处，内煎刘寄奴汤当茶，骨粉碎者亦好。

杖疮伤重内攻方打出即用

一面打出，用净桶一双，入皂矾一斤在内，滚水半桶冲入，将桶四弦抹净，扶患人坐在桶上，四围用絮被盖腿，熏至水冷，则血水尽滴入桶，扶起，不可见风，不可见水，急用药贴上，三日愈。药用轻粉七分，生半夏、朝脑各三钱二分，冰片分半，乌猪油二两，捣匀，油纸摊贴。

---

① 拶（zā 匝）：逼，挤，压。
② 朝脑：即樟脑。

悬　痈

生于肾囊之后、粪门之前当中处，红紫硬肿，痛不可忍者，止痛如神，古今止此一方。用大粗甘草切三寸长，刮去外面赤皮，火上焙炙，不时用河水刷上，俟老黄色，折碎用，每服二两，河水一碗半，煎一碗，一服愈。

杨梅疮四方

明雄一钱五分，真轻粉一钱，杏仁去油净，三十粒，雄猪胆调，先将疮洗净，敷三四日愈。

内服全蟾酒方在《外科正宗》。

疮愈后，有胬肉疙瘩，名杨梅痘。明雄一两为末，鸡子清调，夏布包擦而愈。内用瓜蒌皮为末，每服三钱，烧酒送下。

杨梅疮愈后，面上黑疤，黑母牛屎捻做饼，灰火煨熟，贴即转白。

杨　梅　癣

黑铅一两打成丸，两手搓弄，手心黑即以擦癣，半月而愈。

治梅疮神效

鹿茸一钱五分，蜜炙，贝母四钱，去心，知母四钱，僵虫三钱，白芷四钱，乳香、没药各一钱，麝一分，山甲五钱，煅，大黄一两五钱，生用五钱，余熟，水二钟，酒二钟，煎至二钟，将好，方加乳、没，再滚二滚，去渣，加麝一滚，取起露一宿，五更热服，渣用水再煎服，一贴见效，不须二贴，试验过。

杨梅去毒煮酒

土茯苓即硬饭头，三斤，金银花半斤，猪牙皂七个，青竹叶四两，灯心四两，用白酒二十斤，将前药入酒坛内煮，三炷香取出，埋地内五七日，取起随吃。若毒疮在头上，加辛夷、防风；在身上加□仙；在脚上加木瓜、牛膝。

下　疳

用发、指甲、灯草等分，成圆丸，上煅存性，入冰片敷之，效。

又，下疳以老米泔水洗过，研香茶末，敷上极效。

治面上恶疮

茶子研末，水调，敷上立好。

疥　疮

寒水石二两，蛇床子六钱，黄芩枯的，六钱，防风六钱，白矾五分，硫黄四钱，川椒五钱，共为末，猪油调搽，先用苦参煎水，洗澡用。

脚腿上冬瓜疮

糯草灰付①之妙。

臁　　疮

黄丹三钱，水粉、黄占②、白占③各三钱，银珠一钱，轻粉一钱五分，麻油一两，瓷碗熬成膏，明贴。

风血臁疮

车前草、铁铣帚，酒浆板④入盐油少许，捣烂取汁，和酒吃渣，付患处，三日即愈。

臁疮单方

轻粉一钱，水粉五钱，猪油、葱白，同捣烂，付患处。

黄　水　疮

黄柏二钱，枯矾一钱，花椒一钱，松香二钱，樟脑一钱，末之，麻油调搽，三日全好。

治上疳疮

用羊粪，烧半阴半阳，为末，加冰片二分，搽之立

---

① 付：用同"敷"。宋曾慥《类说·纪异记》："瓶中有药如膏，日以此付之即瘥。如其言付，果愈。"

② 黄占：即黄蜡。

③ 白占：即白蜡。

④ 酒浆板：即酒酿糟。

效，七日好。

白玉膏治诸疮痛难忍者

用猪油三两，黄蜡一两，官粉三钱五分，朝脑二钱，轻粉一钱，捣匀，贴上即止痛，如神。

合 掌 丸

大枫子四十个，蛇床子二钱五分，朝脑五钱，枯矾一钱五分，川椒五分，水银三钱，轻粉三分，油核桃十九个，共为丸。先用荆芥、苦参、甘草、蛇床子煎汤洗之，洗后睡，被下用丸搓之，鼻闻三日即愈。海螵蛸二两，加木鳖五十个，去壳。

治肥疮疖亦可

苦参、槟榔为末，猪油调搽。

下 疳 疮

用抱鸡子蛋壳，不拘多少，研细。如痛，用此又要轻粉收水，用此即安。

斗 精 疮①

用白鸡冠花叶，煎水洗。用白鸡冠、末雄黄，调香油

---

① 斗精疮：病证名，指疮生于茎中尿管内，茎部肿硬，延至日久，管内排泄白色脓浆，小便刺痛。

搽，即愈。

隔纸膏 治脚上臁疮

陀僧一两，香油少许，将陀僧一味为细末，香油调黑，伞纸摊药，夹转，紧扎在疮上就肉处。或有黄水，用灯心草两根，直放肉上，透下黄水。

膏 药 方

麻油、水油等分，川乌一两，草乌一两，黄芩一两，黄连五钱，荆芥一两，水粉一两，黄丹一两，陀僧半斤，乳香、没药随意下。

烂 脚 方

嫩松香四两，黄蜡五钱，半夏一钱，有制法。

又方，香油四两，乳香六分，青箬烘去油，慢下，没药六分，陀僧三钱，黄蜡五钱，水粉二钱五分，白蜡五钱，赤石脂、龙骨共一钱，要细末。

又方，桐油二两，煎滚，去花退火，然后下石膏七钱五分，庄黄①七钱五分，倍子煅存性，七钱五分。

扫 毒 丹

枯白矾，黄丹等分。

---

① 庄黄：即大黄。

烂 脚 方

将松节逼成油，好真川椒、枯矾。

又方，白黄蜡各一两，轻粉三钱，水粉四钱，陀僧五钱，生猪油一两，捶化开，药扎，将黄柏五钱，猪胆汁拌炙为末，凤凰衣五分，轻粉五分，水粉二钱，儿茶二钱，龙骨二钱，煅，童便淬，血竭二钱，俱为末，摊在膏药上，不必勤洗，可将絮缴去浓水。收口，加象皮炒，为末，扫毒，用白芷，雄黄等分。

又扫毒方

雄黄二钱，豆粉三钱，巴豆五钱，去油用霜，为末，扫之。

一分散千疮方

硫黄一钱，信①一分，巴霜一分，猪油一两，调搽。

梅疮试效方

大枣一个，取肉作包，将青矾一钱在内，炭火上烧，存性，为末，攮之。

治诸般肿毒

用陈槐花四两，锅内炒黑，冲热酒服，出汗即效。

---

① 信：即砒霜。

治无名肿毒鱼口等

大肥皂一个，去子，入砂糖填满，将苧蔴扎紧，纸包七层，水湿煨熟，取出砂糖，滚水调服，取汗，效。

治 便 毒

穿山甲香油浸干，灯火上炙过，大黄五钱，炒黄色，僵虫七条，酒洗，木鳖子三钱，牡蛤①不煅，全蝎三个，姜汁炒，蜈蚣一条，去头足，炙，共为末，酒徐徐送下，作四五次服。

又方，用芒硝二分，川甲煅，三钱，大黄一两，白芷二钱，乳香一钱，僵虫二钱，必去头足，酒炒为末，酒调服。

便 毒

大黄三两，槐花子二两，好酒三斤，煎作四碗，分两次，空心服。

内消便毒

皂角三钱，当归三钱，穿山甲二钱，贝母三钱，共为末，酒调下。

消 脓 散

治诸毒如神，归尾、羌活一钱，连翘、杏仁去皮，尖、金银花各一钱，木通三分，穿山甲炮，三片，猪牙皂三分，大

---

① 牡蛤：即牡蛎。

黄生用，五钱，如毒在头，加川芎一钱；在肉分，加天花粉一钱；在下部，加牛膝一钱；在骨节，加麝香二分，生用，水、酒各一钟，煎八分，温服。

治 便 毒

槐米五钱，一半生，一半新，瓦上焙黄色，黑丑、白丑各五分，俱为末，空心服。黄酒调送三四钱，服完即效。

五 虎 散

杜瓜①一个，皮、子俱全，大力子②四钱，金银花五钱，生姜四钱，粉甘草四钱，水、酒各一碗，煎服立消。

凡毒，可将黄蜡熔化，入明矾末，为丸，名醋矾丸，酒送下。

铁 箍 散

小粉③晒干为末，放锅内炒黄色，如麦蚕遂变黑，即取出放地上，出火毒。极脆，加大黄末、山栀炒末、芙蓉叶为末，总一处，加好米醋入罐内浸，随时取用。

翠玉膏宣火二府驰名的，百发百中

松香一斤四两，杏仁四百九十粒，去皮尖，乳香、没药、黄蜡、轻粉各一两，铜绿二两，蓖麻子四百九十粒，去皮壳，

---

① 杜瓜：即栝楼。
② 大力子：即牛蒡子。
③ 小粉：即小麦粉。

麝香三钱，俱研末，入石臼捣千下，杵头抹油，即不粘，不许鸡犬等见，用红绢摊贴。

万应膏百病俱治，重者两张，重贴各穴，随症取效

羌活、独活、防风各八钱，桂皮六钱，山甲一两五钱，猬皮四钱，猪毛不拘，象皮，上药俱整块用，桐油二斤，生姜四十五块，用刀花开①，葱二十根，每根四寸长，黄丹八两，同下，只留些收水，煎至药枯，去渣再熬，收起。

治风毒验方

乳香二钱五分，没药二钱，丁香一钱二分，轻粉二钱，白芷一钱，朱砂一钱，甘草三分，槐花叶三钱，以黏米糊为丸，如绿豆大。每日服五次，每次五丸，以奇良②五六两、皂角、甘草节，煎汤送下。

治 疯 毒

木通、木瓜、皂角刺、天竺黄各二钱，薏苡仁二钱，奇良四两，捣碎，和猪油二两，煎汁，每汁二钟，煎一钟。毒在上，加川芎；在下，加牛膝；如气肚，加苍术。

膏 药 方

天冬、麦冬、远志、生地、熟地、谷精草、大茴香、

---

① 花开：用刀切物，切而不断。
② 奇良：即土茯苓。

小茴香、羌活、独活、木鳖子、附子各一两，搅匀，香油一斤，浸三日，煎成膏。

白玉膏 <small>治一切恶疮，生肌长肉</small>

边肪油四两，化开去渣，入白蜡一两，搅匀，离火，下朝脑四□^①，轻粉六钱，水龙骨^②一钱，火煅过，搅匀。如伏天，药不能定，入蜗牛一个即定。量疮大小，摊贴，先用黑豆水洗净，贴上。

治 背 发

用茱萸叶为细末，以冷水调敷上，更以内消散服。

治恶疮、臁疮、肿毒、风损膏药方

用去壳净蓖麻子仁三钱三分，好明松香一两二钱，共捣千余下，如糍软一样，将铁锅融化，贮罐内，绵纸摊贴。

凡各毒初起用此方

全蝎三钱，黄芪三钱，甘草二钱五分，同炆^③水吃，或出或散。

---

① □：原书后无剂量，疑作"分"。

② 水龙骨：又名石韦、石豇豆，为蕨类水龙骨科水龙骨属植物水龙骨，以根状茎入药。

③ 炆：方言，指用微火燉食物。

治无名肿毒

或做背发，或作鱼口，或痈或疽，尚未做成，在四五日之先，必然身上作寒作颤，有一点痛，可用此方发散。

取乌桕树根上嫩皮，将钵擂烂，以头生酒一壶，斗吃一醉，吃后以絮背盖出汗，毒即不成矣。如四五日外，此方不可用。

玉茎生疮

头上为蜡烛泄，下名疳疮。

治法，先服解毒汤三五剂，后服之药方，则用生地、黄芩、虫退、玄参、木通、胆草、连翘、全蝎、滑石、甘草。虚弱之人，加生黄芪。外用药，煎水洗，洗疮之药用白芷、独活、甘草、柏枝叶、银花、艾蒿，煎水洗净，用丹药摊上，丹药则水银、黄丹、全蝎、虫退、七厘、雄黄、轻粉、白蜡、紫草、冰片，以上俱系生研为末，水银则用口吐沫治方，研得烂，全蝎洗净，焙干研，其疮肿散红退，色白风痒，只不生肌，可用化毒丹。

化　毒　丹

甘草　龙骨为君　白蜡　雄黄　松脂焙干　生地焙干　冰片一分　海□消①

以上共研为末，攊疮化毒。

---

① 海□消：疑为"海螵蛸"。

治杨梅疮俱可用，但照次第行。

风罔弟云：上药治病见功缓，不若先服解毒汤数剂，单用荔枝核烧灰为细末，攃之更捷。其攃药时，先要留所服药，水洗净后攃。

解毒汤方

全当归全则活血、生地、赤芍后要补则白芍、连翘、虫退、荆芥穗、北防风宜少用、黄芩、银花亦只好用七八分、甘草。如体弱之人，加生黄芪；如初起大便实，热重，加大黄以利之但芒硝不可服。

又行医者云：凡治汤火所烂方，亦不宜用芒硝。

妇人门

养血调经，消痰，止一身之痛，常远服之，受孕多子

用六味地黄丸料地黄半斤一料，加当归、柴胡各一两，五味子二两，蜜丸。妇人经来腹痛，浑身痛，经水成块，紫黑，或前或后，或时寒热，久不受孕，皆能治之。

又，偏房婢妾不能孕，亦宜服用。香附春，去皮，童便浸三日，晒干、泽兰叶、海螵蛸煨，去皮、熟地各两半，川芎七钱，当归、白芍酒炒，各一两，醋打面糊丸，桐子大，空心醋汤下三钱。

经水不通，腹痛

用木耳研末，每服一钱，酒调下。

妇人吐痰肌瘦，已近于危者

一妇人久病吐痰如涌，咳嗽，脉数，食少，经断，但不发热，经年不效，此方两剂全愈。用雄猪肚一具，洗净，大蒜瓣去皮，胡椒二味，胡椒每岁一粒，照人年纪加减，装入肚内，煮烂去药，食肚，不用盐酱。食后仍细嚼面饼压之。

月经过期退后，血色淡或食少面黄者

用鹿角胶切碎，蛤粉炒，白术土炒，杜仲姜炒，故脂盐炒，枸杞、当归各一两，小茴香炒，五钱，或煎，或浸酒，

或酒糊为丸，酒水任下。泄泻去当归，加炒苡仁一两。

秘验赤白带丸

芡实炒，二两，茯苓、赤石脂煅、牡蛎煅通①，醋淬、禹余粮煅，各一两，风化石灰飞，八钱，共细末，好醋一盏，和药晒干，再研糯米和丸，桐子大，空心米饮下五十丸冬月酒下。愈后服猪肚丸一料，永不发，且助脾。雄猪肚一具，莲子去心，八两，入肚内，扎定，上下韭菜盖垫，蒸极烂，共捣如泥丸，桐子大，每三四钱，米汤送下。

妇人手足挛拳如鸡爪，痛

当以灸法治之。令病人平膝坐定，用手捏膝盖，上左右有一陷，共四处，用艾绒搓绿豆大柱子，各烧三四炷，愈。

血崩煎药

升麻一钱，砂仁二钱，熟地八分，当归七分，白芍、羌活各六分，川芎、防风、前胡各五分，酒、水各半煎，加人参五分更好。腹痛者，加红花五分，只头服用。

血崩末药

陈棕烧存性、乌梅烧存性、地榆各等分，为末，每服一钱五分，酒调下。寒天，加干姜灰比三味少一半。

---

① 通：疑"通"后脱"红"字。

又，止血崩二方。

一方，枸杞、白术各五钱，红枣五十个，水二碗，煎一碗，连服数贴，以止为度。

又方，莲子_{去心不去皮}，七钱，海螵蛸_{去皮}，三钱，共末，匀分三服，生白酒空心调下。

妇人喉中贴贴如有肉块，吐之不出，咽之不下，胸中饱闷

用半夏一两，川朴姜炒，三钱，茯苓四钱，生姜五钱，紫苏二钱，水煎服。

妇人前阴吹气

用猪油半斤，头发鸡子大三团，将头发入油煎，消化，滤过，分三次服。上方兼治黄疸。

阴　挺

妇人阴中突出一肉，其痛非常，发寒发热，名曰阴挺。用补中益气汤，原方一服，下咽即愈。

保　胎　说

胎系于腰，腰属于肾，肾气足则不但胎气安宁，分娩容易，产后无病，且生子宜康强而少病，虚则反是。盖其根不固，枝叶未有能茂者也。欲椒聊①之蕃衍，曷先培其

妇
人
门

四
九

---

① 椒聊：出自《诗经·唐风·椒聊》："椒聊之实，蕃衍盈升。彼其之子，硕大无朋。椒聊且，远条且。椒聊之实，蕃衍盈掬。"椒，花椒，古人用椒比喻妇人多子女。聊，助词。一说"聚"。《毛传》："椒聊，椒也。"

根本；欲培其根，舍补肾其奚适哉？除妇人面色萎黄，精神倦怠，饮食减少，时常作泄者（此是脾虚，当用补脾之药，脾健经正亦能受孕而宜子）。此外，则惟补肾为良法。然补肾非杜仲、续断所能办，天一生水，地黄丸，真神药也。地黄丸，性缓而功大，补益之力，令人不知，但要于常时日日服之，久而不辍，及至有孕，自然安稳无虞。倘必待腰痛胎动而后求安胎之药，则已晚矣。余家数世皆服六味地黄丸，并无胎产之患，且儿生后亦无脐风、惊风、疳积诸症，麻豆稀少，疮疖俱无，若能夫妻俱服，其功尤倍。

小产三月而堕，甚且习以为常，三五胎不已者。古谓三月少阳养胎之期，而少阳为相火之所寄，相火旺，故数动胎而堕。夫相火之炎，不由真水之不足乎？少阳为胆之经，多气而少血，血虚则无以制火，火势燎原，所以数动胎而堕也。少阳甲木滋生于水，水足则能生木而安火，何数堕之足虞？故数堕胎产者，必久服六味地黄丸以滋肾水，此生生之本也。

小产一症，往往在富贵之家，其农妇下人则罕见，而渔船又往往多子，人谓农妇下人，赋质坚厚，而渔家终日啖鱼，鱼性热，故宜子，皆非也。质禀自天，固不能强，若富贵之家，何难终朝食鲙①乎？盖农家下人皆操力作，而渔家妇终日摇船撒网，绝少闲时，且饱历风霜，雨濡日晒，故其气血运动，筋骨强健，脏腑充实。未受妊之先，

---

① 鲙：切碎的鱼块。

此劳碌也；既受妊之后，亦此劳碌。即升高履险，跌撞闪挫，而子在胎中，凝然不动。经惯故耳，非赋质皆厚也。养生家言流水不腐，户枢不蠹，以其运动，故能不坏。欲求子者，尚其悟诸，无徒求备于药。

安胎验方<small>如腹痛，用急火煎</small>

黄芪<small>蜜炒</small>、杜仲<small>盐水炒</small>、茯苓各七分，生白术、砂仁各五分，阿胶珠<small>七粒</small>，黄芩一钱，甘草三分。胸前作胀，加紫苏、陈皮各六分；或见血或白带，加艾叶七分，地榆、续断各一钱，阿胶多用，酒一钟，水一钟，糯米百粒，煎，空心服。

孕娠三四个月，胸前热，作嘈，呕吐不食，名曰恶阻

用生白术一钱，黄芩一钱，陈皮、茯苓、当归、白芍各八分，紫苏叶、山楂各七分，砂仁、藿香、黑栀子各六分，甘草三分，生姜三片，水煎。

孕娠二三个月后，宜常服此方

当归、白芍、黄芩各四两，川芎三两，生白术八两，共末。每服一钱五分，淡酒调下，早晚各一服。

资生丸<small>治妇人妊娠三月，脾虚呕吐，或胎滑不固，兼大夫调中养胃，饥能使饱，饱能使饥，神妙难述</small>

人参三两，茯苓一两，云术二两，山药一两，陈皮一两，薏仁两半，莲肉一两，芡实两半，甘草一两，白蔻八钱，麦

芽一两，神曲一两，桔梗一两，藿香一两，川黄连四钱，砂仁两半，山楂两半，白扁豆两半，上十八味为细末，炼蜜丸，弹子大。每服二丸，米饮下。

胎养逐月归经受养

一月如露珠，名曰胎胚^①，足厥阴肝脉养之。

二月如桃花瓣，名曰胎膏，足少阳胆脉养之。

三月如蚕茧，斯谓之胎，手厥阴心包络脉养之。

四月男女以分，男思酸，女思淡味，始受水精，以成血脉，手少阳三焦脉养之。左疾，男；右疾，女；左右俱急，当生双产。

五月始受火精，已成阴阳之气，足太阴脾脉养之。

六月始受金精，以成其筋，足阳明胃脉养之。脉喜弦长迟涩则防坠，当宜固胎。

七月始受木精，以成其骨，手太阴肺经脉主之，男向左胁动，女向右胁动，脉滑急者，胎动不安。若暴下恶水多者，其胎必下，谓之非时孤浆预下，即服安胎饮。

八月始受土精，已成皮肤，手阳明大肠经主之。脉实大弦紧者，生子多寿；沉细微弱者，子亦不禄。如胎不安，即服固胎饮。

九月始受石精，以成皮毛，百节俱备，足少阴肾经养之，宜服达生散。

十月五脏六腑俱全，纳天地之气于丹田，自当正产，

---

① 胚：原作"胚"，据《医学入门·外集·卷五·妇人门》改。

宜滑胎饮。一名活胎散。

安 胎 饮

陈皮、白术、当归、生地、砂仁、香附各一钱，白芍、
黄芩、川芎各一钱二分，黑枣二枚，空心煎服。

活胎散 胎产月服，瘦胎易产

枳壳二两，麸炒、滑石、粉草各一两，末之。每服二钱，
百沸汤，空心调下。

达 生 饮

白芍、黄芩、紫苏、枳壳各八分，陈皮、甘草、当归、
川芎各七分，人参、腹皮各一钱，黑枣二枚，不拘时服。

固胎散 胎气不固，常欲小产

当归、白芍、川芎、熟地、阿胶各一钱，香附、白术、
黄芩、砂仁各八分，糯米百粒，水二钟，煎，不拘时服。

护胎散 二三个月，胎气不安，呕吐不止，腰胯酸疼，或有红来

白术、人参、黄芩各二钱，阿胶、砂仁、艾叶各一钱五
分，姜三片，枣二枚，水煎，食前服。

茯 归 饮 子烦

茯苓、当归、麦冬、黄芩各二钱，淡竹叶二十片，灯心
三十茎，煎，不拘时服。

秘验饮_{子悬}

白术、黄芩各二钱，艾叶三钱，葱白七茎，不拘时，煎服。

羚羊角汤_{子痫}

羚羊角三钱，枣仁、五加皮、独活各一钱，防风、当归、川芎、羌活各八分，姜五片，不拘时，煎服。

清利饮_{子淋}

木通、茯苓、麦冬、车前、大腹皮各一钱五分，淡竹叶十五片，灯心三十茎，食前服。

鲤鱼汤_{子肿}

当归、茯苓、白芍各三两，白术五两，土炒，上为末，每鲤鱼一尾，破洗留鳞，白水煮熟，取汁，每汁二盏，入末五钱，生姜七片，再煎，空心服。

千金饮_{子气}

广木香、防己、五加皮、地骨皮各一钱五分，桑白皮、紫苏、木瓜各一钱，灯心三十茎，食远服。

黄连汤_{腹内儿哭}

黄连一两，上浓煎汁，时时呷之。

腹内儿哭者，脐带疙瘩儿口中含，因妊妇登高举臂，脱出儿口，为此作声。令妊妇曲腰，就地如拾物，仍入儿口，即止。

子瘖者，妊娠三五个月，忽然失音不语，或至九月而瘖，此皆不必治也。分娩之后，不药而自愈，盖系于肾脉，贯舌，为胎气所约，故不能言矣。

儿捧母心，多致母子俱死，必以药引入心，分解儿手，方可得下也。盖儿手里捉物最紧，药气一到，儿手自软解开。

至宝丹 治儿捧母心

乳香五钱，麝香六分，官桂一钱，末之，作一服，酒送下。

子死腹中，腹必闷痛，兼冷，略无动意，面如土色，其舌又黑是也。面黑舌不黑，母死子活；舌黑面不黑，母活子死。

夺命丹 治子死腹中

丹皮　官桂　赤芍　桃仁　芒硝
上，各等分，为末，每服四钱，滚酒送下。

回生至宝丹 治临产艰难，胎衣不下，产后血晕，不省人事，或崩，恶露不止，腹中刺痛，血滞浮肿，气血相搏，身热头痛，寒热往来，一切危急恶异诸症。灌下一丸，顷刻回生

当归　川芎　熟地　乌药　桃仁去皮尖　玄胡索　白

茯苓　白苍术　香附　蒲黄　牛膝各二两　白芍　宣木瓜　甘草　陈皮　木香　三棱醋炒　人参　五灵脂　羌活　地榆　白术土炒　青皮各一两　良姜八钱　乳香　没药各二钱

上，俱为末，听用。

苏木三两，敲碎，水五碗，煎汁三碗，去渣不用　红花三两，炒黄色，入酒二碗，煮三五沸，去渣不用　黑豆三升，煮水去豆不用，存汁　大黄一斤，为末

上，先将大黄末，以醋三四碗，搅，熬，次下苏木、红花、黑豆等汁，同熬为膏，有如粘锅底者，刮起，焙干为末，和前末药为丸，如弹子大。每服一丸，老酒调下。

神秘丹血崩初起

当归、蕲艾①各一两，升麻四钱，荆芥穗三两，炒黑，存性，末之。每服三钱，空心，童便调下，即止。

断泉丸崩淋，经年不住，手足俱有血丝露，去血如流

白芷一两，百草霜②、五灵脂、荆芥穗炒黑，各八钱，赤石脂四两，黄连二两，熬汁，末之，黄连汁为丸，绿豆大。每服一钱，空心，百沸汤下。

胶连饮崩淋神效

当归、黄连、阿胶各二钱，赤芍、芡实、泽泻、车前、

---

① 蕲艾：艾草的一种，因产于湖北蕲州（蕲春县旧称）而得名。
② 霜：原作"露"，形近致误，据文义改。

丞斋急应奇方

五六

牛膝、山药各七分，川芎、熟地各一钱，水煎，加入童便小盏，斗①服。

通经丸 <small>经水不通，面黄肌瘦</small>

桂心、当归、川乌姜炒、青皮干漆炒、大黄酒蒸、川椒<small>去梗及闭目者</small>、莪术醋炒，各一两，桃仁四十九枚，去皮，干姜五钱，末之，以米醋为丸，如梧子大。每服三十丸，好酒送下。

牛膝散 <small>月水不通，脐腹作疼，小腹引腰，气攻胸膈</small>

牛膝、官桂、赤芍、玄胡索、桃仁各一两，丹皮、归尾、广木香各一两五钱，末之。每服三钱，空心，温酒调下。

秘效丹 <small>妇人赤白带下</small>

赤石脂一两　川芎一两五分　紫金皮二两　赤茯苓二两

上为末，醋打早米糊丸，如梧子大。每服二钱，空心酒下。

治妇人月水不通

厚朴炙，三两，用水二杯，煎一杯，空心服，不过四剂即通。

又方，用干瓦松微焙为末，黄酒送下四钱，对时

---

① 斗：副词，表示情态，相当于突然，后作"陡"。

即通。

安 胎 散

用炒栀子，为末，五分，滚白汤送下。

胎前疟不止

夜明砂为末，茶调，空心下三钱，即止。

妇人月经不通，肚腹疼痛

丹皮、穿甲、牛膝、桂心、赤芍、桃仁、玄明粉、当归、木香等分为末。每服三钱，用酒送下，三五服立愈。

治 血 崩

生芝麻三四合，连皮捣碎用，煮酒两三杯，煎八分服之。

治孕妇咳嗽盗汗

杏仁、百部各二钱，桔梗、黄芩、陈皮、麦冬各一钱，生黄芪二钱，甘草五分，砂仁一钱，水二钟，煎一钟，随服立止。

治妇人无子，面黄，经水不准，服半月有孕

川芎　牛膝　川归　白芍　淮熟地各一两半　绿矾三两大，烧红

上为末，米糊为丸，如梧桐子大。每日空心米汤下，一月后再服。

治曾产今久不产者

如阴塞不产，后药内加杏仁四两，胡椒一两，为末，核桃肉四两，共捣如泥，入蜜一斤，碗瓶收贮，封固，留一眼通气，入滚水内煮一炷香，取出，常吃一二匙，药完有孕，此药空心服，再睡一时方起。

治妇人从来不产者

用香附一斤，艾半斤，醋三斤，同煮干，去艾，只用香附为末，米糊丸。每早晚服三五十丸，自然有孕。

治经期作痛

用泽泻、泽兰、玄胡索、干姜、牛膝、陈皮、半夏、连翘、当归、生地、川芎、天花粉各一钱，水二钟，煎七分服。

治妇人月水不通，子宫冷久无孕
治妇人月水不通，血气作痛，头晕恶心，赤白带下，子宫冷久无孕，生血养血，调经种子

用香附七两，酒浸三日，焙干，白茯苓去皮，吴萸酒炒，汤泡七次，川芎、白芍各二两，当归酒浸、广香煨、白芷、生地各两，蕲艾四两，茴香一两五钱，酒炒，黄芩一两二钱，酒炒，为末，醋丸，桐子大。每六十丸，米汤送下，空心临卧服。

治妇人两三月经水不行，发热咳嗽，两肢困倦，饮食少思秘方

用人参五分，当归五钱，穿山甲三片，炒，头发一握，炒黑，鸡肫皮三枚，炒黄去皮，血竭一钱，红花一撮，黑矾一撮，为细末，枣肉为丸，绿豆大，白面为衣。每服七丸，淡酒送下，以经行为愈。

治妇人行经，内有紫血块，小腹胀痛

用土牛膝一大握，酒煎，空心服之，一二次即愈。

治白带神效

白茯苓三两，去皮，石连肉①二两，白芷一两，切片，水浸石灰腌三日，洗去灰，白鸡冠花一两，去子炒，烧灰存性，升麻一两或五钱，带好去此味，共为末，山药糊为丸。每四五两晚间空心服。

又方，用硫黄三分，鸡蛋开一孔，入在内搅匀，外将湿布封固，煨热，好酒送下即愈。

白带验方

用白鸡冠花煮鸡蛋两个，空心酒送下。
又方，用白鸡冠花炆公猪腰窝肉吃。

---

① 石连肉：即莲子肉。

胎衣不下方

海螵蛸三钱，湿纸包，火煨过，水调服，立下。

产后腹痛或血不止

用老姜汁、童便、好酒各一盏，同煎服之。

产后血气痛

归尾、官桂、生地、三棱、莪术、木香、甘草、芍药、泽泻、桃仁去皮，炙、牛膝、大黄，姜三片，水煎服，冲酒更好。

血 块 痛

用芋头煨熟，沃醋，食之即愈。又治痛，用黄甲蟹壳烧灰为末，好酒送下即止。

治产后血过多并胎崩

川芎四钱，当归六钱，水煎服，神效。此方若用安胎，加童便斗服更好。

余血未尽

青木香、地骨皮各二两，为末，葱头七根，煎汤送下。

治难产方

当归三钱，川芎一钱，龟板一钱，头发二钱，水、酒各一钟，煎一钟服，即下。

治产门不开

白芷、百草霜各五钱，共为末。每服三钱，童便酒热服即开。

安 胎 方

当归酒洗，一钱五分，川芎一钱，酒洗，白芍炒，一钱，熟地酒洗，六钱，真阿胶一钱，酒煅化，艾叶一钱，甘草一钱，炙，水一钟，酒半钟，食前服二服。

产后恶露不尽，腹中作痛

当归二钱，芍药一钱，肉桂五分，山楂二钱，酒、水各一钟，姜五片，煎服。

血 块 痛

五灵脂炒，二钱五分，蒲黄炒，二钱，山楂肉三钱，缩砂炒，一钱，煨姜五片，酒、水各一钟，煎，空心服。

产后血攻心，恶物不尽

百草霜、红花等分，为末，童便、酒各一钟，调服，死血片即下。

治孕妇痢疾

萝卜汁、生蜜和匀，将石燕①磨服之，孕不动，痢自止。

探 胎 散

凡妇人经水三四月不来，用川芎一味为末，每服一钱，煎艾汤送下，空心服，一日内觉胸②中微动，有胎；不动是闭经。

滑 胎 产

大当归四钱五分，酒洗　艾三钱　川芎二钱一分，酒洗　羌活三钱　枳壳四钱　甘草一钱五分　川贝三钱　紫厚朴姜擦炙　荆芥穗各一钱五分　黄芪三钱，蜜炙　白芍二钱，酒炒　菟丝子四钱，酒炒

以上作三贴，临月服二贴，临产时用急流水武火煎一贴③服。

治胎衣不下

用赤小豆一升，炒过，用水三升，煮二升，去豆取汁，温服，胎衣立下。

---

① 石燕：中药名，为古生代腕足类石燕子科动物中华弓石燕及近缘动物的化石。
② 胸：按后"验胎散"，当作"腹"。
③ 贴：原作"占"，形近致误，据文义改。

产后恶物不出，上攻心痛

用灶中心对锅底焦土，研细，酒调三五钱，泻出恶物，立效。

产妇血攻心痛

干荷叶炒，为极细末，三钱，砂糖调服，汤送下。

妇人因气小便不通

用陈小麦秆煅过为末，每服四匙，温酒下即通。

凡临产时

用老酒、童便、麻油、冬蜜各一盏，和匀温服，可无产难。

治阴内疮痛痒

杏仁、白矾、雄黄各三钱，麝二分，共为末，敷之。

治奶痈方

瓜蒌一个，烧灰，白滚汤下，即愈。

治妇人产后血不止

用百草霜，好酒调服。

暖子宫调经有孕方

用金壶瓶即小净瓶①，或鸡子，或公猪肉，煎好酒，服二三次即有孕。

治男妇阴上生疮毒

用鸡冠花、苋菜根煎水洗。女人阴翻花②，用早禾秆灰水洗，雄黄、鸡冠花为末，香③调揸④即愈。

治　臁　疮

用黄蜡五钱，白胶香五钱，松树嫩白皮炒焦，为末，二钱三分，拌前二味煎水，倾于冷水内，浮上来的取起，作膏药，疮上用盐葱汤、老茶洗，贴七日即好。

又方，用白果叶，盐水拌蒸熟，贴上即效。

治　奶　痈

用水蔓头生，舂末，呵出浓，为末，香油调搽。

又方，用老鼠屎草子根与酒糟舂细，阿即好。

---

① 净瓶：瓶式之一，盛净水之瓶，是佛教僧侣游方时可随身携带用以储水或净手的瓶子。

② 阴翻花：病证名，指产后阴户燥热，变成翻花状。

③ 香：疑"香"后脱"油"字。

④ 揸（zhā 扎）：方言，用手指撮东西，拿取。

白 带 方

用公猪胰子三四个，猪的，将胡椒炒，每转①吃一个。

治生肠不收

取鲫鱼火上焙干，为末，一半调酒服，即安。

治赤白带方

冬瓜子不拘多少，瓦煅，为末，酒送下三钱，即止。

治时常小产方

莲子去心，四两，砂仁炒，二两，为末，米饮调二三茶匙，一日三次，如此服完一料，再合一料，可保足月生。

胎前保产方

川贝母姜汁炒，一钱，当归一钱五分，川芎一钱三分，白芍一钱一分，菟丝子酒炒，一钱一分，黄芪蜜炒，八分，荆芥八分，厚朴姜汁炒、艾叶各七分，枳壳麸炒、羌活各五分，甘草炙，一分，生姜三片，水煎，七八个月服数帖，临月服数帖，母子咸宜。

妊娠腹中绞痛，或心口急痛，或小腹瘀瘀而痛皆立效

白芍二两，当归、生白术各两，白茯苓、川芎、泽泻各

① 每转：方言，即每次。

五钱，为细末。每服二钱，食前温酒调下，如神。

妊娠下血及尿血<small>下血者，平常下血；尿血者，小便时
有血，但腰腹不痛，与动胎不同</small>

生地、当归各一两，续断五钱，赤芍二钱五分，为末，葱白煎汤，空心调下二钱。

妊娠动胎，腰痛下血危甚者

大生地一两五钱，砂仁五钱，水三钟，煎一钟，热服。

妊娠痢疾，难以服药

用栀子<small>去壳炒黑</small>为末，每二钱，白滚汤调下。

妇人无故悲伤欲哭，状如神灵所凭，妊娠有之

用小麦<small>去壳炒黑</small>、甘草一两，大黑枣<small>去核</small>，四个，水四钟，煎二钟，分两服，屡验。

妊娠指甲青，舌色青，胸中胀闷，口中臭者

妊娠指甲青，舌色青，胸中胀闷，口中臭者，此是胎死腹中。若舌色红者，不可服。陈皮、苍术<small>炒</small>、厚朴<small>姜汁炒</small>，各三钱，甘草<small>炒</small>，一钱五分，水一钟，酒一钟，煎至一钟，加入朴硝末五钱，再煎两三滚，温服，其胎化成水下。

妊娠误服打胎药

妊娠误服打胎药，以致牙关紧急，咬不能言，两手硬

直，头低汗出如中风样，若误作中风治必死。白扁豆二两，水泡剥去皮，为末，温水调下即活。

保 产 说

妊娠临产必然腹痛，此常理也。亦有腹痛之久，重复安胎，迟至数日数月方生者，名曰试痛。试痛甚多，不可不知，切不可临盆用力，以致误事。但看腹痛连腰，重痛不坠，一阵紧于一阵，然后胞浆破下，此是要产。若腹痛而腰不痛者，试痛也；腰腹虽痛而不重坠者，试痛也；胞浆虽破而腰腹不重坠者，试痛也；腹中虽痛，一阵紧于一阵，慢者，试痛也。今有一秘法，不问是试痛是要生，一概不可临盆，令产妇只可上床安睡，但只许仰睡不许侧睡等。他疼到极熟，直至腰腹下坠，两胯酸胀，大小便一齐俱急，眼中出火，方与临盆，则脱然而出，毫不费力，不须服药。只如此分别：若是试痛，即以安胎之药；若是要生而生不下者，仍令上床安睡，随将加味芎归汤一贴，慢慢煎熟服之，服后即产。任是诸般难产，自然母子全安。余论详《达生篇》中。

加味芎归汤，古方原治交骨不开，今用治诸般难产，无不效者，神方也。当归一两，川芎七钱，水龟板打去盖及两弦，手大一片，火上炙酥，研碎，妇人头发鹅蛋大一团，瓦上烧存性，作一服，水煎。

生产肠出，俗名盘肠生

肠出急以洁净漆器盛托，以温水浸之，上用衣物遮盖，一面用黄芪二三斤煎汤一桶，放产妇身边，使产妇鼻闻其气，以布滤净去其渣，候温和，慢慢倾入漆器内，浸一顿饭时，再以纸捻香油，点灯吹灭，以油烟熏鼻，则上矣。

胎衣不下

脐带照后法扎定。苍术炒、厚朴姜汁炒，各二钱，陈皮一钱五分，甘草炒，八分，砂仁炒，一钱，煨姜一片，服一二贴①，外用热鞋底隔衣熨脐，自下。

先用棉线三四股合成一粗线或细棉带，将脐带当中系住，又将脐带折转再系牢固，以线头系他物坠之，再将脐带剪断，过二三日，自然干缩而下，百不失一，虽不服药亦可。

产后血不净

黑马料②豆三升，炒焦，待烟尽，以酒六七斤入坛，再将豆趁热入酒，每日用二三次，勿令醉。

产后血行不尽，腹中胀痛

用乱头发如鸡子大一团，灰水洗净，瓦上烧存性。每服二钱，酒调下。

---

① 贴：原作"占"，形近致误，据文义改。
② 料：原作"粗"，形近致误，据文义改。

产后腹痛，烦躁胀满，不得卧

用枳实整个烧，存性、白芍各等分，为末。每一钱，酒、水各半调下，一日三服。

产后舌强不能言

当归　川芎　石菖蒲　人参各二钱　防风　辰砂飞，各一钱　细辛二分

上为极细末，每服一钱，薄荷汤下，不拘时。

产后手足强直搐搦者不可便作风治

用鳔胶①一两切碎蛤粉炒成珠，研末，分三服，蝉蜕煎汤下。

产后作渴

莲子心生用为末，米饮调三钱，一日三服。

产后气喘不得卧

为孤阳绝阴，九死一生之症。古方用八味地黄丸不加减者，盐汤送下三十丸。若喉中有痰声如曳据者，乃肺气绝也，非八味丸可治，有力者用人参救之。

---

①　鳔胶：即鱼鳔胶。鳔，即江鱼之白脬，中空如泡，可治为胶，亦名鱁胶。诸鳔皆可为胶，而海鱼多以石首鳔作之，名江鳔，谓江鱼之鳔也，粘物甚固。

产后血不行，因而咳嗽喘急者

此恶血射肺也。用人参一两，苏木捶碎，二两，水煎作一剂服，愈后以六君子汤以补脾胃。若口鼻上起黑色，急用参苏二味，再加附子五钱，亦有得生者。

产后痢疾，服药不愈

用龟板一片，醋炙酥为末，作一服，滚水一钟，加醋少许，调下。

产后大便闭结不通，胀满气急，坐卧俱难

用大麦芽一两，炒黄为末，酒调下五钱，效。不胀满者，不必用药。

产后小便不通 腹胀如鼓，闷乱不醒

用盐填肚脐内，以葱白十数根作一把，用线扎紧，切作一指厚饼，安在盐上，又用艾绒铺满葱饼上炙之，热气入腹便通。

验　胎　散

经水不行已经三月，有无胎孕立见。用大川芎为末，空心浓煎艾汤，调下一钱，觉腹内微动则有胎矣。

安　胎　散

妊娠自高坠下或为重物所压，触动胎气，腹内疼，下

血及胃虚呕吐。用缩砂仁连皮炒，令熟去皮，末之。每二钱，热酒调服，艾盐汤亦可。

立 效 散

胎动不安如重物所坠，腹冷如水。用大川芎三钱，大当归三钱，共煎，水一钟半，食前温服。

厚朴散_{无故卒下血}

阿胶一两，蛤粉炒成珠，为末，生地黄半斤，捣取汁，酒搅二味调匀，分作三服，温热酒饮之。

黄龙散_{无故尿血}

龙骨一两，蒲黄五钱，末之。每二钱，酒调下，一日三服。

斩鬼丹_{鬼胎如抱瓮}

吴茱萸　川乌　秦艽　柴胡　白僵虫各一两

上为末，炼蜜丸梧子大。每七丸，蜜酒送下，取出恶物愈。

通 气 散

妊娠腰痛不可忍者。用破故纸不拘多少，瓦沙窝①炒香为度，末之，嚼胡桃肉一个，空心温酒调下三钱。

---

① 瓦沙窝：方言，即砂锅。

夺命散_{下死胎}

用肉桂二钱，麝香当门子，一个，末之。酒调下，须臾，如手推下。

将 军 丸

产后恶血冲心，胞衣不下，污血停积。用锦纹①庄黄一两，末之，好醋浸，熬成膏，为丸，梧子大。以醋半钟化五丸，服之，须臾即下。

芪 归 汤

产后失血过多，腰脚疼痛，壮热自汗。用黄芪、当归水煎，姜五片，引，枣二枚，同煎亦妙。

蒲 灵 丹

产后心腹疼欲死。五灵芝②五钱，蒲黄五钱，末之。每服二钱，好醋调，熬成膏，入水半盏，煎至七分，食前热服。

返魂丹_{治生产诸症}

益母草采花叶，阴干，半斤，南木香五钱，赤芍六钱，当归七钱，末之，炼蜜丸如弹子大。每服一丸，随证用引。

---

① 锦纹：即大黄。

② 芝：疑为"脂"。

子死腹中冷痛，小便流出，肚腹四肢冷，爪甲青黑，童便酒和匀，煎沸化下；产后恶血不尽，脐腹刺痛，童便和酒化下；产时面垢颜赤，胎衣不下，败血自下如带，或横生不顺，心闷欲死，童便、酒、薄荷自然汁和匀化下；产后三四日起卧不得，眼暗生花，口干烦爆，心乱见鬼，狂言，不省人事，童便、酒、薄荷汁化下；产后烦渴，呵欠，不思饮食，手足麻疼，温米饮下；产后浮肿，气喘，小便涩，咳嗽，恶心，口吐酸水，胁痛无力，酒下；产后发热如疟，脐腹作痛，米汤下，桂枝汤下亦可；产后中风，牙关紧急，半身不遂，失音不语，童便酒化下；产后大便秘，心烦口渴，童便酒下，薄荷汤亦可；产后痢疾，月未满，积食冷物与血相击，枣汤化下；产后身体百节疼痛，温米饮下；产后崩中漏下，尽是酸臭恶物，状如鸡肝，脊背闷倦，糯米秦艽汤下，桂枝汤亦可；产后食热物面，壅结成块，四肢无力，睡后汗出不止，月水不调，久成骨蒸，童便酒下；产后呕逆虚胀，酒下；产后赤白带下，秦艽糯米汤下。

枳壳汤 治产后生肠不收

枳壳二两，去穣，煎汤，温浸良久，自然即收。

荆芥汤 治子宫不收，并脱肛皆治

荆芥穗、藿香叶、臭椿皮末之，煎汤熏洗，即收。
又方，用五倍子、白矾二味不拘多少为末，温汤泡洗。

暖炉丹 治妇人阴冷

用吴茱萸入牛胆中，令满，阴干百日，每取二十粒，研碎，帛裹，放①入阴中，良久如火热。若阴痒，用石灰水洗，即愈。

独胜散 治产后阴肿

桃仁去皮、尖，细研，五六枚，抹之，若阴宽，用明矾泡水洗。

产后小便不禁

鸡肫皮并肠洗净，瓦焙焦，存性，为末。食前酒调一钱五分，一日三服。

产后日久小便有血

头发烧存性，米饮调下一钱五分。

产后吹奶，肿硬疼痛，亦有不痒不痛者，最宜急治

明乳香二钱，栝蒌一个，捣烂，酒一钟，水一钟，煎温服。外以荆芥、独活煎汤熏洗，再以天南星为末，温水调稠，鹅毛扫患处。

---

① 放：原作"方"，音同致误，据文义改。

产后肚肠作痒

以针线袋安褥下，勿令人知。

又，箭一枝安褥下，勿令病人知。

病人睡久，发结如毡

用艾叶煎汤，浸发一会，带水梳之。

疝门

三层茴香丸

治一切疝气如神膟大如酒坛者皆效。

第一料　大茴拌盐五钱，炒，连盐称一两，川楝子去核，炒、土沙参、木香各一两，为末，米糊丸，梧子大。每服二钱，空心食前，淡盐汤下，一日三服，终完便接上第二料。

照前方四味，加荜茇一两，槟榔五钱，共六味，重五两五钱，丸法、服法俱照前，若未愈，接上第三料。

照前二方，再加白茯苓四两，附子制熟，一两，共八味，重十两零五钱，丸法、服法照前，但每服三钱。

治疝气，上冲如有物塞心，手足冰冷者

二三服愈。硫黄化开，倾水中，去毒，入豆腐内煮三炷香、荔枝核炒、陈皮各四两，为末，米糊丸，梧子大。每服三十五丸，空心酒下。

疝　方

葫芦巴炒、小茴香炒，各一两，木香五钱，共末，空心，酒调三钱。

又方止痛，槐花子拣净，炒为末，一两，盐炒，三分，空心，热酒送下，出汗。

大 小 子

大葱一斤，捣绞汁存用，将渣煎水，洗囊，再用良姜酒炒、牡蛎醋煅淬七次，各五钱，为末，葱汁和，敷肾囊，做一袋盛包，用带挂腰间。

小 儿 疝

在前小儿门。

大小便不通门

治小便不利，腹胀欲死者

葱一把，捣烂，加麝香二分，做饼贴脐，以熨斗熨之。

小便淋涩或闭塞不通

小便淋涩或闭塞不通，小腹肿胀，胸闷喘急，其证甚危，只有八味地黄丸可救，但今人不敢用，误事多矣。真熟地四钱，山萸肉二钱，山药二钱，丹皮、泽泻、茯苓、枸杞各钱半，真肉桂六分，熟附子三分，水三碗，煎一碗，温和一气饮下，立时便通。

小便不利

小便不利，肚腹肿胀，甚者皮肤胀裂，眼睛突出，但口不作渴者，皆能治之，神剂也。黄柏酒炒、知母酒炒，各一两，真肉桂一钱，上末，蜜丸，桐子大。每服二丸，百沸汤下。

又，小便不通，服药不愈，药汤塞满，胸中更加闷胀气喘者，用鹅毛探入喉中，吐出胸中积水，小便立通。譬如吸水筒子，上窍开则下面水出矣。屡验。

大便不通

用蜜五六两，熬，滴水成珠，将锅离火，以香油擦手，搓成条如指大，二三寸长，插入肛门，蜜化便通。此方通用。

若是火结，则用猪胆一个，剪开上口，将鹅毛管一根，以针打通，将大头套入胆内，以线扎紧，将小头插入肛门，将胆汁一挤，大便立通。若一时无胆，将鸡膁子①一个，入麻油一杯，温水一杯，照上法用。

若是寒秘、虚秘，用酱生姜一块，削成指大一条，插入即通。

口渴烦躁，腹中作胀，脐边硬痛者②，火结也。老年之人，大便闭结，数日不通，此虚秘也。年虽未老，只是大便时常不通者，多是寒秘。大约年老之人，虚弱之人，病后之人，产后之人，往往十余日大便不通，腹中亦不作胀，及至大便出亦不多，所进饮食不知归于何处，此是气血枯虚，肠胃燥结，只宜补养气血，如不能耐，则用前蜜糖、酱姜等法导之，若用行药，是杀之也。

老人、虚人大便秘结，用补中益气汤，加紫苏梗一钱，杏仁去皮尖，研，七粒，常服数贴。

又，常用肉苁蓉一两，洗净，切细，大米半钟，同煮粥吃。年少之人，莫过六味地黄汤，大剂服之。

---

① 鸡膁子：即鸡的胃。
② 者：原作"煮"，形近致误，据文义改。

脚气门

江南有流火之病，江北有发溜之症，皆脚气也。脚气初起，发寒发热与伤寒相似，只是或腿膑，或膝踝，或胫趾忽然疼痛，或红肿，或不红肿，皆是脚气，不可作伤寒治。又有全似伤寒，手足亦不痛，只是脚下有一股气上冲腿胯，亦为脚气。又有腿脚疼痛，以致小腹顽麻，心腹胀满，喘急烦闷，怔忡恍惚，呕哕痰涎，见食则吐，为脚气冲心，又或因而腹痛下痢，皆脚气也。因人多不识此病，故详载之。

当归拈痛方治湿热为病，骨节肿痛，肩背沉重，胸膈不利，
遍身疼痛，流注手足，足胫肿痛不可忍者，立效

甘草炒、羌活、黄芩酒炒、茵陈酒炒，各一钱，苦参酒洗、升麻、干葛、苍术炒、当归各四分，白术生，五分，猪苓、泽泻、防风、知母酒洗，各六分，不用引，不拘时。

冲　和　膏

见前外科。

治脚气发恶寒作热，两足肿大，心烦体痛垂死者

用杉木节四两，大腹皮、槟榔、青骨叶即吉树叶，各一两五钱，长流水八碗，煎三碗，分三服，一日服尽，如大便利下黄水即愈，如未愈，数日后再服一剂。外用杉木橘

叶煎水洗。

健步丸 治两足痿弱软痛，或如火烙，从足踝上冲腿胯。此是过贪酒色而成湿热之病，脚难动履，时常发作者

苍术泔炒，四两，黄柏酒炒、川牛膝、川草薢、汉防己、当归尾、熟地各一两，共末，酒打面糊丸，桐子大。每三丸，空心，姜盐汤下。

治寒湿脚气腿脚痛

此药能直击痛处出汗。用番木鳖一两半，油熛①黄，炒干，紫背天葵又名两头尖，又名千年老鼠屎，火煨，三钱，为末。每火酒送下四分，将脚盖暖，出汗。

又治脚气方，用吴茱萸一两，拣净，滚水泡三次，水煎服。

脚发溜方

脚胫突然红肿疼痛是也。用棉花子炒黄色，五钱，生白酒煎服，出汗即愈。

铳 腿 方

此病居深山人多有，脚粗如冬瓜是也。用石榴皮五钱，酒煎，空心服，再用石榴皮煎水熏洗。

---

① 熛：火星进飞。《说文·火部》："熛，火飞也。"

汗症门

治 盗 汗

此无他病，只睡梦中出汗者用之。黄芪蜜炙、生地、熟地各一钱半，当归一钱，黄芩酒炒，八分，黄柏、黄连各酒炒，各五分，水煎，空心一服愈。若有咳嗽、发热、吐血等症，还宜斟酌而用。

又三方。

一方，用黄芪蜜炙、栀子仁炒黑，各三钱，水煎，临服入煅过牡蛎粉七分。

又方，用棉花子新者炒焦每一两，水煎服。或用代茶，或加入补药中。

又方，老桑叶，捡肥好者，九蒸九晒，为末，蜜丸服。二方药性平和，兼能补虚退热。

自 汗

人参、当归、白术土炒各一钱，黄芪蜜炒，二钱，陈皮八分，炙草六分，升麻、柴胡各三分，煨姜二片，黑枣一个，浮小麦一把，甚者加麻黄根一钱，附子二三分，此方治气虚自汗如神，无参去柴胡。

外用糯米粉半斤，牡蛎煅粉，四两，和匀，沙袋盛，周身扑之。

冷　汗

雄猪肚，糯米淘净装满口，入砂锅内煮烂，将肚并汤食之，将米晒干为末。每用一杯，空心米汤调下。

发汗仙丹

苍术、良姜、粉草、枯矾，等分为末，每丸重三钱，再加连须葱七根捣烂，再加胡椒十五粒，共研一处为一丸，男左女右手拿住，待汗出放手，忌风。

诸病发汗散

白芷、干葛、升麻、羌活、荆芥各一两，甘草三钱，共为末，用姜汁一碗，制过听用。每用二钱，滚汤下。

发　汗　散

治风痛、伤寒三十二症，遍身疼痛，中风头疼，男子咳嗽，出汗方。雄黄、辰砂、半夏滚汤泡、南星滚水泡、川乌、草乌二味俱用面包、煨过、明天麻各一钱，为细末，和匀。每用半分，或七厘，或一分，看人虚实用之，以好酒送下，待汗出，手足切不可见风，遍身麻木。

癫狂痫门

治风痰诸病，狂言妄走，精神恍惚，思虑迷乱作歌，作歌不避羞耻，饮食失常，及疾发扑地，吐沫直视，魂魄不守者。

服法 先卧一日，到晚与咸菜吃，少顷口渴与酒饮之，随量令醉，但不可令吐，随即将药酒调作一碗，令服尽，预安床席，令其安睡，听其自醒，越睡久越好，有睡至六日者，切不可惊醒唤醒，若惊醒唤醒，则终身不愈矣。

辰砂大块鲜明劈砂，水飞极细末，一两　透明乳香箬焙，去油，净末，五钱　酸枣仁捡整个者，微炒研末，五钱

上，共作一服，立愈，神验。

女人失心风方屡验

半两钱一个，五铢钱一个，纹银三钱，足色赤金三钱，真山黄土三钱，红枣、黑枣、圆眼各七个，俱连核，莲子心四十九个，整个，不去心，共入瓦罐内，好水二饭碗，小火半夜煮起至五更，将果子连汤令病人服尽。每日一服，不可间断，连吃四十九日，自愈，只换黄土、果子。

治惊坏不能言者

密陀僧研极细末，茶调下一钱。

女人花风

急取拳大雄鸡，连毛破肚连肠，掩缚阴上，即愈。

又有失志癫狂既久，气血虚弱者，人胞衣以银簪淘洗净，煮烂食之，或微火焙干为末，山药炒末为丸，淡酒送下三四钱。

黄疸黄肿门此本两症，因其皆黄，故同载之

绿 矾 丸

治黄肿良方兼消诸积。

用苍术去粗皮，米泔浸炒，六两，陈皮、厚朴姜汁炒，各五两，白术土炒、甘草炒，各二两，皂矾米醋拌，砂锅炒干，倾砖上冷定再炒，如此三次，大人一两五钱，小儿一两。

上细末，真神曲四两，打糊丸，绿豆大。每服五七十丸，白汤送下。

虚弱人、久病、黄疸、肌瘦神效二方

补中益气汤一服，加茵陈、苍术、栀子、猪苓、赤茯苓、黄连姜炒，各五分，姜枣煎服。

又，六味地黄丸一料每地黄半斤为一料，加苍术泔制、白术土炒、茵陈、黄柏酒炒，各二两，蜜丸。

二方早晚相兼服，仍间服上绿矾丸。

黄疸口淡，怔忡耳鸣，脚软，微寒微热，小便白浊，此乃虚寒之症，非热症也，宜用人参、白术土炒、茯苓、甘草炙，各一钱，煨姜二片，黑枣一枚，煎汤送下八味地黄丸三钱，一日一服，以愈为度。

治黄疸病，医不愈，耳目俱黄，饮食不消，胃中胀热。生黄衣猪油熬熟一碗，顿化服之，下燥粪而愈。

又方，加头发，此①方在妇人门。

又有女劳黑疸之疸之症，在肿胀门。

————————————————————————————

① 此：原作"尤"，据文义改。

肿胀门_{附各饮食伤}

肿胀者，忽然而肿，三五日之间，通身发亮，如吹气灌水者是也，此乃暴病有余之症。或消，或散，或发汗，或利水而愈，谨列方于后。另有一种，或久病之后，或积劳之余，或服克伐药太过，以致身面手足微微浮肿，经时经月渐渐而成其肿，忽盛忽衰，或午后发热，或肚腹胀大，四肢瘦削，必面色萎黄，饮食无味，此系脾气大伤，命门衰极，即俗所谓气虚中满是也，难以调治，不敢立方。

治忽然通身浮肿，骨节胀痛，
怕风自汗，眼合不得，气闭者

用黑马料豆、杏仁_{去皮尖炒}、麻黄、防风、防己、猪苓各四钱，泽泻、黄芪炒、川乌头炮，各三钱，半夏、茯苓、白术_{土炒}，各五钱，甘草炒、甘遂炒，各一两，为粗末。每五钱，用夏布包，生姜五片，酒半钟，水二钟，煎一钟服，以二便利为度。内甘草、甘遂相反，故用之以成功。

治忽然通身浮肿如吹气灌水者

神效方二方。

千金子新白者，照诸痛门内巴豆法，压去油，二两，黑牵牛炒，磨头末，二两，槟榔二两，沉香一两，泽泻一两五钱，共细末。每服一钱五分，老幼减服，淡姜汤下，早晨服，行

四五次，用大米粥止之，明日再服，五六日消，消后服膏子药，忌盐酱百二十日，面食、生冷、发物皆须断绝，可食之物惟猪肉、肺头、肚、葱蒜、萝卜、酒醋、核桃、姜，皆淡食，不用盐。

膏子药　用当归、木瓜、三棱、牛膝、山楂、丹皮、地骨皮、小蓟、木香、茂术、赤芍、苡仁、泽泻、加皮、车前子、生地各一两，沉香、桃仁、红花各五钱，官桂三钱，刘寄奴二两，白蜜一斤，先将药煎浓汁，再将蜜熬熟，入药内再熬收。临晚白汤调三钱。

治气蛊鼓胀

蛤蟆大者六七只，每只用砂仁塞其口，线扎缚，放烟筒内，两头用黄泥封，横架火煅为末，加萝卜子炒，末，一两，每服葱、姜、椒煎汤下，忌糟、醋、盐。

蛊　胀

老丝瓜一个，去皮，将穰挫碎，入巴豆四十粒同炒，待黄色，去巴豆不用，入陈仓米三四合，同瓜穰再炒穰黄色，去穰不用，将米为末，滴水为丸。每服两钱，神效。

治鼓胀方

槟榔末、牵牛头末，各一钱，砂仁五分，为末，同入雄猪肚内，再用整头大蒜装满，线扎入砂锅内，酒煮烂，单取大蒜，随意食之，饮汁二杯，少刻，放屁不绝，渐渐宽泰，其大便内去黄水，如不去水，将高良姜煎汤，饮一小杯即去。

治一切肚腹肿胀，不拘鼓胀、气胀、水胀、食胀

干雄鸡屎炒，一斤，酒浆二碗，煮一碗，滤过，澄清饮之，少顷腹中响动，泻一二遍，即日脚下皮皱。

腹胀及四肢肿胀

白色鸡屎炒干，为末，酒调下二钱。

治十种水气

鲤鱼重一斤一尾，加葱白、冬瓜作羹食之，不可加盐。

治鼓胀，服药未尽消者

用甘遂为细末，津调或水调，涂腹肿处，令遍，内服甘草汤便消。

女劳黑疸之症

治下午发热而又畏冷，小便急胀，眼睛黄，额上黑，足下热，因成黑疸，其腹胀大如水鼓状，其大便必黑，时常溏泻，此女劳黑疸之症，非水胀也。用明矾烧枯、火硝炒极透，各等分，为末，以大麦粥和服一二钱，一日三服。

治食面多，腹中饱胀

热酒和生姜汁饮一二杯，少顷又饮，即消。

吃瓜果过多，腹胀气急

用肉桂一两，麝香二分研细，饭丸，绿豆大，白汤下十五丸，服二三次。

粽 子 伤

白酒曲一丸，炒木①香少许，共末，作一服，酒下。

凉粉、索粉伤

杏仁去皮尖，二十粒，淡汤研细服。

熟菱角伤

生姜汁数茶匙，麝香一厘，和服。

若生菱角，伤用上瓜果方。

牛 肉 伤

干稻草，煎浓汤饮之。

误食桐油

热酒饮之。

食 鱼 伤

陈皮一两，煎汤饮之。

---

① 木：原作"术"，形近致误，据文义改。

吞酸嘈杂呃逆门呃逆俗名打呃，又名打呃顿

治吞酸及胸前嘈杂痛

生白术四两　黄连姜汁浸炒，五钱　陈皮　神曲各一两

上末，将神曲打糊丸，粟米大。每三五分，食后及临睡津液咽下。

吞酸俗名醋心

川黄连切碎、吴茱萸各一两，二味用水拌湿，同炒焦，为末，好益元散七钱，米糊丸，卜子大。每服一钱，食远白汤下。

治常吐酸水，怕吃饮食

猪牙皂角二个，火中略煨，白矾二钱，共末，捣饭为丸，卜子大。每空心滚水一口送下三五丸。

五更时嘈杂因思虑大过而血虚也

熟地一钱五分，当归、白芍酒炒、香附童便浸、黑栀子各一钱，川贝、川芎各八分，黄连吴萸水炒，五分，水煎服。

又方，归脾汤加黄连三分，亦妙。

打　　呃

箬叶蒂三五钱，水煎，服之如神。虚人及病后发呃者，

加人参，服之更妙。

又方，用硫黄、乳香各五钱，酒煎入酒壶内，以壶嘴
向鼻熏之。

下痢日久发呃逆

好益元散，用人参、白术煎汤调下二钱，立止。

膈噎反胃呕吐门

膈噎屡验三方

戒恼怒，薄滋味，断房闱，省劳碌。

生地、熟地自制、麦冬、茯苓、香附春去皮，童便浸三次、台白术饭上蒸过，土炒、白芍酒炒、川芎各一钱，桃仁去皮，五粒、红花酒洗、陈皮、甘草各三分，当归钱半，黑枣去核，三枚，水煎，食后服。仍用芦根煎水代茶。

末药方　麻子仁新白者，二合，白芝麻去皮，二合，共炒黄色，研末，加白盐三钱，闲口溅吃或同饭吃，吃完再和，勿缺。

又，以老雄鸭一只，禁于笼中饿一日夜，连水勿与吃。将拣净小麦喂之，令饱，略过一刻，即将鸭宰，剥出肚中麦，不见水，摊在新瓦数片上，以火焙燥，研极细末，重罗去麸，将此鸭水煮浓汤，调面三钱，一日三服，服完再制，以愈为度。

以上三方，逐日并进，宽肠通气，屡奏神功，果系仙传者。此症食入即吐，粪如羊屎。

治胃热而呕喜寒饮，怕热饮是也

用干葛、半夏姜汁煮，各三钱，甘草二钱，每服五钱，加竹茹新青竹刮去外面老皮，一钱五分，姜一钱，黑枣一个，水煎，温服。

呕吐头痛，忽冷忽热者

柴胡四钱，半夏二钱五分，黄芩、甘草炙，各三钱，青黛筛过，一钱，病多日者，加土沙参三钱，人参更好，共末，生姜汁打面糊丸，卜子大，白汤下三钱。

膈噎及胃热呕吐不止者

芦根用土中者、茅草根各四两，俱捣碎，水四碗，煮至二碗服。孕妇恶阻，单用芦根一味。

翻胃及干呕不止

甘蔗汁七碗，姜汁一碗，和匀，每次一碗，细细呷之。

治呕吐，利膈气，止呕哕，又治卒呕吐不食

枇杷叶洗净，水煎饮之。

治胃脘有死血，干燥枯槁，食下作痛，翻胃便秘者

韭汁、牛乳等分，和匀，不时细细呷之。甘蔗常吃亦好。

忽然呕吐不止及久病闻药即吐，闻食亦吐，无法可治

锅脐下灶心土研细，水调为丸，塞两鼻孔，再用赤石脂研细末，以人参汤和用，茶匙缓缓挑入喉中，少刻又挑数匙，俟吐止，气回静定之后，方用人参汤对入米汤内，亦以匙挑饮，则渐愈矣。

呕吐不止或类膈噎、反胃用此止吐

乌药一两，真沉香五钱，炙甘草四钱，人参三钱，共极细末，用生姜切薄片，粘药末少许，连姜细嚼咽，少时又用。

络 索 米

治脾胃虚弱，不思饮食，食入不消，与膈噎相似。用清明柳树枝一大把，熬成绿汤。

又用此方。小米不拘多少，熬捞干饭，置匾内晒，白面拌匀，如法晒干，袋盛，悬通风处，用时，先烧滚汤，以米投下，住火，其米浮起则热可食，不可久煮，久则成糊矣。

治膈气，反胃，呕吐，梅核气，胃脘中痛者

陈皮一两，生姜二两，水三碗，煎一碗，细细温服。

渴欲饮水，水入即吐，名曰水逆

泽泻二钱五分，猪苓、白茯苓、白术土炒、肉桂各一钱，水煎，冰冷服之。呕吐而思饮凉水者，即与之再服后药，猪苓、泽泻、白术土炒，各一两，为末。米饮调一钱，一日三服。

呕吐者往往作渴，今反不渴，心中有痰饮也

半夏一两，生姜五钱，水二碗，煎八分，服。

治起居饮食如常，但时常吐清水甚多者

用苍术米泔浸换三日，刮去粗皮，土炒一斤，为末、白芝麻一两，水浸，研烂取汁、大黑枣三十枚，煮烂去皮核。

上，将麻汁同枣捣成稀膏，入米拌匀，入臼捣熟，丸梧桐子大。每空心温水下五十丸，渐加至百丸。忌桃、李、雀、鸽。

冷涎翻胃

其症欲发时先流冷涎，次则吐食，治之不早必危，胸中必痛，以有积血故也。生姜自然汁一茶钟，大黄二两，于火上四面炙透，淬入姜汁内又炙又淬，以汁尽为度，切片焙干为末，每用一钱，另用陈米一把，葱白二茎，水一碗，煎七分，先将葱白嚼食，再将汤调末服之，不十日除根。

治吐冷涎如泉涌者

此饮食如常，但吐涎者用之。吴茱萸拣净，滚水泡三次，每三钱煎汤，待涎流尽，即饮之，二三次即愈。

呕脓①别无他病，单呕脓也

古今无治法，惟调其饮食，适其寒温，脓尽自愈。

---

① 脓：原作"浓"，据前后文改。

伤酒呕吐

益元散、生姜自然汁为丸，每温水送下一二钱。

治虚弱及老人呕吐恶心，心中烦躁不宁者

人参一枚，细嚼缓咽，可以立止。

又翻胃方

藕风干，去头二段不用，只取梢巴，一日一枝，细嚼缓咽。

治人无他病，只觉胸中满闷，时时噫气不能食

真神曲、赤石脂各等分，为末，不拘时，白汤送下三钱。

泄泻门

治暑湿停饮，暴泻，小便不利

苍术泔炒，一钱五分，厚朴姜炒、陈皮、猪苓、泽泻、茯苓各一钱，白术分、甘草炙、砂仁各五分，木香三分，煨姜二片，黑枣一枚，水煎，温服。

热　　泻

口渴，小便短赤，粪如黄糜，肛门火热者是也。益元散，灯心汤或井水调下二三钱。香连丸更好。

治暑天暴泻，壮脾温胃，及治饮食所伤，胸膈痞闷

真神曲炒、苍术米泔炒等分，为末，面糊丸，米饮下五十丸，不拘时服。外用生姜膏药，节食即愈。方在小儿门

治食积泻

肚脐一块痛或脐旁有一条硬，手按之更痛，痛而泻，泻后痛止，少刻又痛又泻是也。枳实麸炒，一两，白术土炒，二两，砂仁炒去壳，七钱，木香三钱，荷叶包饭，灰火内煨焦，和药末为丸，绿豆大。每三钱，空心白汤下，节食自愈。

治腹痛作泻，泻后痛不减者此非伤食

白术土炒，三两，白芍肉桂水炒，二两，陈皮炒过，一两五

钱，防风一两，为末。每三钱，空心滚水调下。

泄 泻 方

红米炒、黑豆炒，各一把，煎汤饮之。

治水泻、脾虚泻

用雄猪肚一具，入蒜十数头，自早煮至晚，入平胃散三两，捣丸梧子大。每服百丸，空心米饮下。

脾 泻

用白术一斤，切片，大黑枣半斤，去核，层术层枣①，入罐煮烂，捣成饼，晒干为末，再加松花粉炒黄，一两，米糊丸。每三钱，米汤下。

治五更侵晨②定泻一二次者

破故纸盐炒，四两，肉果③面煨，二两，北五味、吴茱萸盐水泡三次，各一两，共末，用生姜八两，红枣百枚，同煮烂，取枣肉同药捣匀，为丸，桐子大。每服三钱，米饮下。

治老人、虚人久泻不止，胃虚难受药者此方救人多矣

陈腊肉骨灰二两，锅心饭焦二两，真松花粉隔纸炒，一

---

① 层术层枣：一层白术，一层黑枣。
② 侵晨：黎明；早晨初现光亮。侵，渐近。
③ 肉果：即肉豆蔻。

两，共末，米糊为丸，绿豆大，人参看虚实用多少，煎汤送下一钱，一日三服。

泄泻膏药_{治久泻}

酸石榴皮一味，水熬成膏，加麝香少许，贴脐以帛缚之。

泄泻三五年不愈者_{灸法}

用稻草一根，从面前头发尽处掐断，再分中对折，北至头顶心当中，以笔点记，以艾绒搓如绿豆大，放上，点火，灸三五壮即效，此即百会穴也。

清 水 泻

用车前子，拣净，炒为末，空心或食前白汤服二钱。

水泻不止

枯矾、风化石灰、干面等分，为末，丸如绿豆大。每服一钱，即止。

水 泻 方

用乌梅三钱，乌药五钱，青盐五分，白水煎滚吃。

痢疾门

荆廷实^①痢疾四方

第一方　川黄连、条芩、生白芍、山楂肉各一钱二分，小青皮炒、枳壳炒、紫厚朴姜汁拌炒、槟榔各八分，当归、甘草、地榆醋炒，各五分，桃仁炒去皮，一钱，红花四分，木香二分，水二碗，煎一碗，空心服。纯白者，去地榆、桃仁，加橘红四分、木香三分；滞涩之甚者，加大黄酒炒，二钱，服一二剂，仍除大黄。此方用于三五日，神效，十日内亦效，惟半月之后用第二方。

第二方　川黄连、条芩、白芍以上三味各生四分，酒炒四分，山楂肉一钱，当归五分，青皮、橘红、槟榔、厚朴姜汁炒，各四分，甘草炒三分，生三分，桃仁六分，地榆四分，酒红花三分，木香二分，水煎。

又有延至月余，觉脾胃弱者用第三方　白芍、黄芩酒炒，各六分，橘红、姜炒朴、木香各三分，地榆醋炒，四分，人参、白术土炒、当归、甘草炙，各五分，红花二分，水煎服。

以上三方收效最奇，惟妇人有孕者，减去桃仁、红花、槟榔。

噤口痢，毒在胃口也，用第一方，煎，分五六次服，

---

① 荆廷实：明代书法家，南直隶丹阳（今属江苏）人，崇祯十六年（1643）癸未科进士，善书。

令胃口毒气渐开，服完一剂，不惟药可进，食饮亦可进，不必更用他药。

第四方　蕲艾捣如绵，以粉打浆，拌透，贴板上晒干，磨末　陈香薷　苦参各八两　乌药六两　木香三两　甘草一两　牵牛头末　槟榔各四两

上，共四十二两，为细末，水叠成丸，外用郁金二两，研末为衣，瓷罐密封。每服二三钱，量人大小用之，姜汤送下。惟血痢，砂糖汤下，此痢疾之神药也。

血痢不止

用木耳炒，研末，五钱，温酒调下。

治赤白痢

脓血相杂，里急后重，腹痛，一服效。

川黄连四两，用吴茱萸拣净三两，酒泡半日，与连同炒干，拣去萸不用　陈枳壳麸炒，三两

上，细末，每服三钱，空心酒调下。噤口痢，陈仓米汤下。

又方，金星凤尾草背有黄点者是，连根一大把，陈米一撮，姜三片，葱白连须，三根，水三碗，煎一碗，入好烧酒半杯，蜜三匙调和，每乘热服一小杯，少刻再服，约一日服尽。忌口味，如白痢多者，姜五片，葱五根。

噤口丹方

大水红菱角连壳蒂，一两，老生姜五钱，黑砂糖半酒杯，

同捣烂绞汁，茶匙挑，细细润下。

痢疾肠鸣，小腹痛如刀割

乳香_{去油}、没药_{去油}，各一钱，温酒调下。

暑月热痢

白萝卜连皮捣碎，拌蜜食之，外用砂土铺地，以水拨湿，令病人下便，肛门得其凉气，可以清入脏腑矣。

治痢日久不止，或噤口势重者_{初起者勿服}

金色鲤鱼_{一二斤者一尾}，如常，用盐、酱、葱，必用胡椒末一钱，盛在面前，闻其香气欲食，即听意食之，若连鱼和汤饱食，即愈。

治老年久痢不止，肌瘦如柴，昼夜无度，命将危者

一两人参做一服，水煎饮之，鼻上出微汗而愈。

治下痢之后，小便利而腹中虚痛

栀子仁、良姜各等分，为末，米饮调下三钱。

似痢非痢，肛门热泻

苦楝树根皮，入土者刮去粗皮，取内中嫩皮，晒干似末，米饮为丸，绿豆大，米饮送下钱许。

孕妇痢疾见妇人门，小儿痢见小儿门，痢后发呃见呃逆门。

治赤白痢，一服即止

取王瓜藤藏二三年者，煎汤空心服，或烧灰，砂糖调服。

治赤白痢

黄连一两，姜汁炒，大黄四钱，木香三钱，槟榔一钱，共为末，神曲糊丸。每三钱，淡姜汤下。

又，贴痢膏，木鳖子一个，丁香七个，要雄的，麝半分，俱为末，放脐内以膏盖，不拘大人小儿，皆效。

治痢症

姜三钱，茶七钱，煎一大碗，服之立好。如劳发，加葱头三个。

红白痢

臭蒿子，炒研末，米汤下。

又方，萝卜汁一盏，蜜一盏，和煎一滚，服之即愈。

久痢

人参三钱，麦冬一钱五分，白术土炒，二钱，黄连八分，甘草五分，升麻二分，诃子面煨，二分，加灯心六十根，水煎，陆续服。

健脾枳实丸<small>消食化痞，久痢虚弱羸瘦，此方立止</small>

枳实<small>三两，用白芍、牙皂、姜汁各煮一两</small>，白术<small>四两，土炒</small>，黄连<small>一两</small>，木香<small>五钱</small>，神曲<small>八钱</small>，肉豆蔻<small>八钱</small>，小茴<small>八钱，盐水浸炒</small>，栀子<small>五钱，酒炒</small>，香附<small>二两，童便浸一宿，炒</small>，厚朴<small>八钱，姜制</small>，粉草①<small>一钱</small>，柴胡头<small>八钱</small>，共为末，醋糊丸。每五十丸，茶、酒、白汤任下。

又方，用谷子树叶，晒干为末，每服三钱。

治 白 痢

桑白皮、车前子、栀子、细茶各二钱，水煎服，神效。

痢 疾 方

古矿石灰<small>一斤，炒红</small>，五倍子<small>八两，烧存性</small>，研末，米糊丸，六豆大，香白芷为衣。每服七十丸或五十丸，白滚水下。

噤 口 痢

大粪蛆虫，袋承，流水漂三日，焙焦为末，米汤下三茶匙。

又，香附姜汁炒，三钱，送下。

又，脉数实大，胃口实者。大川连、石莲子、参三分，白水煎服，脐上以石田螺捣烂敷之。

---

① 粉草：即甘草。

又方，石菖蒲、石莲子、香附、山药、薏仁各五钱，炒，为末，姜汁送下二茶匙。

治痢疾肚腹痛，去红白可用

神效。白术、白芍、当归、川朴、青皮、枳壳、赤茯苓、乌药、吴萸、小茴、乌梅，白水煎，外用木香磨，斗服。

治 痢 疾

姜黄一两，黄连一两，青木香一两，为末，空心米汤调服。

痢 疾 方

用皂荚去子并筋，烧到通红，放地上，用碗盖，存性，为末。每服五分。红痢，白水下；白痢，淡姜汤下。

疟疾门

荆廷实疟疾四方

不问阴疟阳疟，一日一发，二三日一发及非时疟疾，人无老幼，病无久近，依方次第，服之皆验。

第一方　陈皮、半夏、茯苓、威灵仙各一钱，苍术米泔浸炒、厚朴姜汁拌炒、柴胡、黄芩各八分，青皮、槟榔各六分，炙草三分，姜三片，井水、河水各一钟，煎九分，饥时服。头痛，加白芷一钱；无汗，加麻黄一钱，只头剂用。此方受病轻者，二剂即愈，不必再服，若三剂未全愈，用第二方。

第二方　用药先后，虽有次第，而此方实为之主用。生何首乌三钱，陈皮、茯苓、黄芩、柴胡各八分，威灵仙、当归、白术炒，各一钱，知母、鳖甲醋炙，研，各二钱，炙甘草三分，姜三片，河水、井水各一钟，煎八分，加酒五分，再煎一沸，空心服。久疟，加莪术醋炒，一钱，此方无奇，却有神效。即极弱之人，极重之疟，十剂之后立有起色，万效万全。加减一味即不效，愈后再用第三方调理。

第三方　此为有力者设，若贫家只多服第二方可也。人参、白术炒，各一钱，黄芪蜜炙、当归各一钱三分，陈皮、柴胡各八分，升麻四分、炙草三分，或加何首乌二钱，知母炒，一钱，或加麦芽一钱，青蒿子八分，姜一片，枣一枚，水一钟，煎八分，半饥时服，三五剂妙。

第四方　久疟消痞丸。威灵仙、莪术醋炙、三棱亦醋煮、麦芽炒，各一两，生何首乌二两，青蒿子、黄丹飞、穿山甲水煮切细，炒成珠，各五钱，金毛狗脊去毛炙，八钱，鳖甲酒煮，三两，小儿加鸡肫皮五钱，炙，共为末，山药粉一两，水一碗，打山药糊，加糖精①一两，同药捣匀，丸绿豆大。每二三钱，半饥时姜汤下。略节饮食，待药行一二时。凡处暑后冬至前，或间日，或三日疟，缠绵日久，须治疟母，此方服半剂遂收全功，故全载之。

时行疟疾，人人相似，名曰疫疟

苍术米泔炒、厚朴姜汁炒、陈皮各二钱，炙甘草一钱，雄黄八分，桃仁七粒，水煎。

截　疟

当归五钱，生何首乌三钱，枳壳钱，青皮八分，水二钟，煎八分，加酒八分，临发日，空心服。

又方，蝉蜕细末，二钱，巴豆仁三粒，黑枣去皮核，一个，共捣丸，黄豆大。每用一丸，略捏扁，临发日侵晨，用膏药贴眉心上，起白泡即去之。

常　山　饮

凡疟必有痰，用此药去痰，一服而愈。常山一两，酒浸一夜，多炒透熟，作一剂，酒煎，空心服，并不吐。凡服截

---

① 精：原作“睛”，音近致误，据文义改。

疟之药，须待疟发三次之后，方可服之，于临发日五更服之，服后需要饿过昨日，发疟时节方吃饮食乃效。

深秋久疟，胸中无物又无痰癖，
腹高而食少，俗曰疟气入腹者

苍术四两　草乌头一个　杏仁去皮尖，三十粒
上，分三贴，水煎一日，服尽而愈。

治脾虚痰涎涌上，疟发则吐者

神效。白术土炒、生姜各五钱，水煎，空心服。

治三日寒疟方

胡椒细末，三钱，砂糖和匀，先一夜填脐内，以布缚定，次日去之。

疟疾，脚板痒者

属虚。用八珍汤加羌活、木瓜、苡仁。

久疟之后，日日微寒微热，似疟非疟

用补中益气汤加附子三分。

治　久　疟

牛膝根一把，切断，水二钟，煎一钟，分作二服，未发之前先一服，发时再一服即止。

疟 疾 方

常山三钱，醋炒，为末，知母三钱，炒，为末，甘草五分，为末，干姜五分，为末，不论新久，皆可服。病三年者，亦可服，服时须隔未发时一上午样，早服每二钱，生酒调下，此单约可治三人。

治久疟，二三年不愈者

陈皮一钱五分，槟榔一钱五分，知母一钱五分，常山三钱，香附一钱五分，白芷一钱五分，水煎熟，露一宿，东方一亮，早早服之，神效。好后，可服二陈汤加白术。

疟外治法

用大蒜七片，茄花七个，马蓼①表七个，俱捣烂，先将纸一重，放脉门上，后上所捣药，又将□叶把竹签七根，签定放在上，盖定，紧扎脉门，男左女右，俱先一个时扎。

又方，用大蒜七分，生石膏五分，俱捣烂，扎于脉门上，俱先一个时辰扎，男左女右。

又方，用半边莲一把，擂，泡热酒于将发时吃，吃后将被盖出汗。如恐后再发，又将半边莲斗酒于未发前先一个时吃，必不再发。

又方，往园中莫令人知，随手摘茄花七个，生姜三钱，捣烂，斗生酒，带热先一个时吃。

① 马蓼：《本草纲目》："辛、温、无毒，伏丹砂、雌黄。"

诸见血门

止血方兼能补血

用少壮人头发填在小罐内，筑紧，以箬叶扎口，罐外用水和泥封固，以细竹签于口上截一小孔，罐下用碎砖三块架空，以糠秕围至罐颈，四面着火，上下烧透，孔内青烟尽转白烟，住火，取出候冷，破罐取药，研细退火，以童便调服三钱。

鼻血不止，服药不效方

尿瓶中白摊新瓦上逼干，温汤一碗，加磨刀水二三匙调下，外用头发灰吹鼻。若急用，于瓦上烧存性用。

鼻血，是肺胃实火居多，宜滋阴降火凉血。然时常举发及祖父相传者，平时宜服六味地黄丸加龟板，忌烟、酒、椒、姜煎炒。其有血来大多不止，或止后体倦心慌头晕者，用黄芪当归汤黄芪蜜炙一两，当归三钱，水煎服。

舌　　血

川黄柏成片者蜜涂，慢火炙焦，研细末。每服二钱，米汤调下。又，以头发灰搽舌。

齿缝出血，满口不止，甚者能杀人

用黄芪蜜炙，一钱五分，甘草炒、白术土炒、当归、人参各一钱，陈皮八分，升麻五分，柴胡三分，汉防已五钱，勿少，小茴五分，煨姜二片，大枣一枚，水煎，空心服。

又方，枸杞子一两，水煎，含漱口，慢慢咽下，勿断。

耳内出血

人牙火煅，存性，研细，麝香少许，和匀，以少许吹入耳内，即干。

吐　　血

以吐血之症，头绪甚多，难以立方，惟救急之法，亦以头发灰，童便调服。

又，吐血不止，即以本身吐出血块，炒成黑灰，为末，以麦门冬煎汤调下一钱。若吐血成盆，脉微欲绝，势在危急者，亦黄芪当归汤数剂并作一剂，大碗煎，调炒黑干姜末，服。

小便血出如尿

发灰一两，麝香一分，乳匀，每服一钱，白汤加米醋和下。日久者，六味地黄汤多服自止。

大　便　血

不问远近皆效，只除痔疮下血不用。川厚朴四两，生姜二两，捣碎，拌炒焦紫，麦芽炒、白术土炒，各一两，神曲一两，研细，打糊丸，桐子大。每服二钱，白汤下。厚朴连姜用。

又，肠风脏毒下血方。槐花拣净，为末半斤，猪大肠头二尺，将槐末入肠内，两头扎，入砂锅内，米醋一碗，加水煮极烂，先将肠捣成膏，入槐末，再捣丸，桐子大。每服一钱五分，先用当归浸酒，每次一杯，温热送下。此方痔疮下血亦通用。

瘟疫门

瘟疫四时皆有，而春夏为多，药宜凉解，勿太发散，盖表药辛燥，温热之毒反至烦躁昏昏，闷汗闭不出，为害不小。

瘟疫头痛发热与伤寒相似，但众人病一般，又初起即作渴者是也。又有春分以后，天时尚冷而得寒疫者，亦不发渴，初起头疼增寒，或发热或不发热，但呕逆恶心，胸中饱闷，饮食停滞或腹中作痛，浑身骨痛者，寒疫也。

夏月中暑亦大渴，但头不痛而浑身汗出多，四肢无力耳。

治初起头疼发热，口渴烦躁者，不问得病几日，便与此药，微微出汗，大便亦通，热退燥定渴止而愈。用大黄四两，为末，酒拌蒸晒三遍，猪牙皂角二两，共末，温水拌湿即可，为丸，如萝卜子大。每服一钱，用凉绿豆汤送下，睡出汗。

治寒疫方 不问阴阳二症，但时行疫，长幼相似而不作渴者，皆可服之

苍术炒、干姜略炒、甘草炒，各八分，厚朴姜炒、防风、干葛各六分，水二钟，煎一钟，热服，或坐，或睡少顷，又饮热汤一碗，取微汗而愈。

治大头瘟

瘟疫传染，头大如斗者是。此病不但发散药不敢用，

即通利药尤不可用，只宜清凉解毒，然服药不可急，亦不可多，惟宜细细慢服，其病自愈。黄芩酒炒、黄连酒炒，各五钱，人参三钱，橘红、玄参、柴胡、甘草、桔梗各二钱，连翘、牛蒡子、板蓝根、马屁勃①各一钱，白姜蚕洗，炒、升麻各七分。如大便结，加大黄酒炒，二钱。

上，将一半研细，蜜丸，不时噙化，使口中药气不断，其一半又分三次水煎，乘热服半杯，亦不时服，使口中药气不断，神效。

辟 瘟 方

苍术一斤，明雄四两，辰砂飞为衣，二两，细辛二两，白芷、川芎、甘松、黄芩、当归、降香、檀香、三奈②二两五钱，大黄六两，甘草一两五钱，牙皂两，麝香一钱，除檀、降挫末，明雄黄、辰砂水飞，其余共晒干，磨末，于端午日午时虔诚，配合麝香，用酒同擂细，拌匀，再加煮烂红枣肉，共捣千杵，或做大丸，或印成饼，朱砂为衣。遇瘟疫时行，疟痢传染，或病家人来，或暑天远行，或不净之处，烧一二丸遍熏衣服，仍用红袋带一丸于身上或胸前，并不传染。

---

① 马屁勃：即马勃。
② 三奈：即沙姜。

痰饮咳嗽哮喘门

清 肺 饮

黄芩　山栀　桔梗　芍药　桑白皮　麦冬　荆芥　薄荷　连翘各一钱　甘草三分

治痰火妙方

人乳、梨汁、藕汁、姜汁、萝卜汁、蜂蜜各一茶杯，文、武火煎二杯，用瓷器受之，入土埋三日。每半夜后取一二茶匙，滚白汤化下。

痰火煎药方

陈皮、半夏、瓜蒌各一钱，甘草五分，白茯苓一钱，黄连、黄芩、花粉、枳壳各一钱五分，初贴加大黄一钱，后不用，姜三片，枣一个，煎一钟，不拘时服。查[①]再煎服，平安住药。

痰火耳鸣

半夏一钱五分，陈皮、白茯苓各一钱一分，甘草五分，黄芩酒洗二钱，山栀仁、桔梗、枳壳、柴胡各一钱，若气闭，加石菖蒲、木通各一钱，姜枣煎服。

---

① 查（zhā 渣）：用同"渣"。《农政全书·水利·泰西水法下》："查，滓也。查无用途，择其过大者去之。"

痰火哮嗽

将陈年香亦焙干为末，每服二□，白糖拌匀，饭锅内蒸过，服三个即愈。

治 咳 嗽

苏梗上、前胡上、桔梗上、枳实中、陈皮中、黄芩中、半夏中、茯苓中、知母中、桑白皮中、杏仁五个，去皮尖、甘草下。如风嗽，去苏梗，加苏叶；如停食加山楂、川朴；如过食盐物，去苏梗、半夏，加麦冬。

治咳嗽不止

用百部不拘多少，拣净，捣汁，瓦器内慢火熬如饧①。每服二匙，白汤送下，旦服夜除。

治久嗽、连嗽

用带皮姜自然汁一勺，加白蜜二匙，同放茶碗内煎一滚，温服三四次即止。

久 嗽

用浮萍阴干捣烂，煎汤服，一夜安然。

---

① 饧（xíng 醒）：糖块、面团等变软。

治咳嗽痰多

陈皮_{去白}，四两，甘草二两，枳壳五钱，为末，蜜丸，空心白汤下五十丸。

治咳嗽

贝母、半夏、桔梗、枳壳、桂枝各一两，糊丸，姜汤下六十丸。

止嗽化痰丸

枯白矾、细茶等分，糊丸，椒大，每服卅^①丸，细茶清下，生则善吐痰，熟则善化痰。

治一切咳嗽久不愈_{尺寸脉数细而尺脉更甚}

麦冬一两，人参五钱，五味子三分，茯苓二钱，水煎服，即愈。

治不时吐清水

因胸中痰饮，脾胃气弱，食不消化，饮食入胃皆化为冷水吐出。赤石脂一斤，研细，入水连盆晒干，成块取起，刮上面一半用研细，酒水任服一钱，渐加至三钱。

---

① 卅：三十。

法制竹沥丸

此方理脾清痰，降火利膈，止呕止嗽。白术土炒、陈皮、半夏、白茯苓、川贝母米炒、神曲炒、黄芩炒、枳壳麸炒、桔梗各三两，玄明粉、香附各一两，共为粗末，瓷盆盛，以竹沥一碗，姜汁半杯和匀，拌药晒干，又拌姜汁、竹沥，如此七次，磨细，滴水丸，绿豆大。食后或临卧时白汤下二三钱。

高粱肥壮之人常患痰火，润肺消痰药酒方

川贝母打碎、款冬花去梗研，各二两、细茶、石膏各半斤，打豆大，猪油一斤，火酒二十斤，生酒卅斤，袋盛，悬于坛内，离酒寸许，煮三炷香，埋土中七日，多日更妙。

老年咳嗽

杏仁去皮尖，五钱，核桃仁连衣三两，捣烂，用蜜三两同顿熟，入姜汁少许，噙化。

治哮如神，煎药

白果肉二十一个，切碎，炒熟，麻黄、款冬花、桑白皮蜜炒、半夏各三钱，苏子炒，二钱，杏仁、黄芩炒，各一钱五分，甘草一钱，水三钟，煎至二钟，分两次服用，不用引。

治哮病时常发者

杏仁去皮、尖　蝉蜕去翅足，各二钱　马兜铃三钱　明矾

烧枯，五钱　白砒五分

上，各为末，再入矾、砒二味，研极细，红枣肉丸，卜子大。每男人七丸，女人六丸，俱食后用冷酒吞下。

诸痛门

胸前板塞不得睡，心痛连背方

用栝蒌一个，捣碎，薤白即蒜头，三两，半夏四两，生白酒十斤，将药入罐，下酒五斤，以竹棒插入，比浅深记定，再下五斤，共煮至五斤，沥出，听饮勿醉。

立止心口痛

用丁香、五灵脂醋炒焦，各一两，巴豆霜拣雪白肉，去内心膜，用草纸厚包放石上，以磨扇滚去油，如此数次，看纸上无油，连纸压热壶下一刻，再换纸又滚，再看纸上无油，用三钱。

上，研细匀，饮汤和丸，如稗①子大。每三丸，温水下，一服愈。

又，心口痛因受寒而致，喜饮热汤，怕吃寒物者。用倭铅、硫黄各一两，先将铅入锅熔化，将硫陆续入铅内，炒成砂灰，研细。每服二三钱，白酒下。病深者两三服除根。

又，心口痛方，或口吐蛔虫，或怕闻食气，口吐清水，翻上搅下而痛，及一应胃口痛，牙关咬紧欲死者，立效除根。用隔年老葱一把，捣咬自然汁半钟，真麻油半钟，和匀服。

---

① 稗（bài拜）：植物名。一年生草本。叶似稻，节间无毛，实如黍米，杂生于稻田中，有害稻子的生长。

有心口痛久常发，渐至气血两虚，痛时必喜手按，平时饮食减少，精神倦怠而痛不已者，宜用补药收功。

治心腹痞块及一切疼痛，服药不效者，俱用此方

用川乌三钱，草乌、生南星、白及、白蔹、三棱、莪术生，各五钱，共末，将醋一碗，熬滚，调如糊样，以布摊膏，加麝一分，贴。

腰背间忽一二点痛，入骨难忍者

用芫花根为末，醋调敷，以绢扎之，产后病更易见效。

乌 痧 胀

忽然遍身胀痛，恶寒发热，胸膈饱闷。
用古石灰刮去土，研碎，水飞，必去水，晒半干。
上，晒半干，可丸时即丸，梧桐子大。烧酒送下五十丸，睡出汗愈。

肝气胁痛，直痛上来

用白芍一两，用好肉桂三钱，煎水同炒，青皮醋炒、茯苓、当归酒拌、萝卜子炒，各五钱，黄连吴茱萸煎水炒，三钱，瓦楞子醋炒，二钱，木香一钱，曲糊丸，卜子大，滚水下一钱。

霍乱转筋，忽然心腹绞痛难忍，或吐泻交作

只用苏合香丸，用河水滚锅半钟，井心凉半钟，合和

调下，药到痛止，但一日不可吃米谷、饮汤、开水。渴时只饮阴阳水可也。

小儿时常腹痛

使君子煨，取仁，一两　乳香去油　没药去油，各一钱五分

上，末，滚水和一钱五分。

治忽然腰痛及腹痛不能转侧者

点眼方。

焰硝三钱　雄黄　黄丹各二钱

上，研末，令患人仰卧，用银簪脚点药入眼大角内，少刻又点，立效。

腰　酸　疼

干丝瓜烧灰，一两，用桃仁五钱，煎酒调服。

腰　　疼

当归、胡索、五灵脂、牡丹皮各三钱，水煎服。

腰　　痛

杜仲姜汁炒，去丝、巴戟天、破固脂①酒炒、肉苁蓉、大茴等分，研末，雄猪腰子一对，竹刀切开去白，将药末五分装内，以熟线扎缚，饭上蒸熟，盐酒送下，食前服十

---

①　破固脂：即破故纸。

对即好。

腰痛将虚

杜仲、破故纸、核桃肉去皮，各五两，末之，蜜丸，空心白酒下。

腰 痛 方

杜仲炒、牛膝、核桃、破故脂、巴戟、肉苁蓉、天门冬、小茴、青盐，各研末，用猪腰子三四个破开，将末入内，煨吃。

治 腰 痛

用肥皂树根煎酒吃，其效如神。

治腰疼痛不可忍者

牛膝、角茴、杜仲、桃仁、苏木、青盐、没药、固脂、乳香、白芍、生地、当归、青藤、石南藤、泽兰、小茴，好酒窨①服。

治虚损腰痛

用胡桃肉、杜仲、小茴，如法淋酒，服之。

---

① 窨（yìn 印）：浸泡。

万应丹 九种气痛

猪牙皂纸包，水湿火煨，为末，另 硫黄为末

上，称皂末七分，硫末三分，和匀，用瓷罐收之，勿泄气，遇患称三分，烧酒调服，大效。

心 痛

用白矾三分，菜叶包吞之。

心痛，呕吐清水

芜夷炒二钱为末，百部五钱，煎汤送下。

心痛饱胀

良姜、石菖蒲、草豆蔻炒，各二钱，水二钟，七分温服。

治心气痛

用明矾，枯入勺内，枯为末，蜜丸，每服三十丸，白汤送下。

治 心 气

用凤凰衣五个烧灰存性，为末，吴萸一撮，为细末，好酒调服。

又方，用海螵蛸，烧灰存性，调烧酒服之，其效如神。

摩腰膏 治老人腰痛及妇人白带

附子、乌头、天南星、朱砂、丁香、朝脑、雄黄各一钱五分，干姜一钱，麝香三分，俱不见火为末，炼蜜丸，圆眼大，瓷罐收，临用以生姜自然汁化开，如稠糊样，火上烘热，抹掌上，擦腰中，候药尽粘腰上，即烘棉衣缚之，觉腰热如火，隔二日用一丸。

头痛至极，发寒发热者 春秋二时可用

童便一钟，葱白三根，淡豆豉一把，煎服，取汗。

臂　痛

桑树嫩枝切碎，一升，炒香乘热入酒一斤，滤出饮之或加一二两入煎药亦可。

浑身筋骨痛，手足拘挛痛

用虎骨方方见后中风门。

明目补肾，治老人筋骨疼痛常用方

红枣十二枚，带核，黑马料豆四钱，枸杞三钱，水二钟，煎至一钟，空心连渣服。

治湿痹膝痛

黑马料豆，水浸蒸熟，铺筐内，以蒿叶或荆叶覆七日，黄衣上遍，晒干，擦去黄为末，雄猪板油熬熟，丸桐

子大。每三四钱，酒水任下。

治痞块神方 不论男女

当归酒洗、川芎、生地各四分，知母三钱，盐水炒，陈皮四钱，去白，香附五钱，盐水炒，芍药四钱，茯苓四钱，柴胡三钱，黄芩三钱，五味三钱，肉桂二钱，乌药五钱，丹皮四钱，分四贴，水、酒、枣煎，空心服。

治 实 痞

矾和靛青，时时刷上，立效。

治痞块验方

皮硝四两用，煮核桃一斤，焙干。每日服三次，每服三个，如吃完，再用前法煮食，无不效。

治痞块方

水红花取肉、蕲艾、雄黄、香附醋炒，俱五钱，为末，醋面糊丸。服七丸起，每日加一丸，至十五丸止，空心清汤送下。

痞 块

独蒜五个，肉桂、胡椒各三钱，俱捣烂，放在痞上，用布缚紧人身，发热三日后愈，去其药，否则仍敷三日。

治阴毒，小腹痛，手足冰冷，小便清利，或大便泻者

葱一斤做一束，切去须及叶，只留白一节，烘热，安

脐上，以熨斗熨之，葱烂则换，汗出、手足温而愈，仍服四逆汤等药。

又，有当归拈痛汤、冲和膏二方，能止诸痛，在脚气门。

七窍门

治目珠痛及眉棱压眼而痛

或夜则痛甚，或用凉药点之反痛甚者，或迎风冷泪，或羞明怕日皆效，夏枯草、香附子生春去皮，各二两，甘草四钱，共为细末。每一钱五分，茶调下。

冲 和 膏

治一切偏正头风肿痛，眉棱骨痛，耳肿、腮肿并眼痛，涂上立止，如神。眼痛涂两太阳穴并眼眶。方在诸痛门、外科门。

迎风流泪方

木贼草二两，苍术米泔炒，一两五钱，香附生，去皮，一两，蜜丸，卜子大，白汤下一钱。

白珠努胀

或纯白色，或水红色，状如鱼胞者，此方治之。若头痛泪热及内爆面赤筋多者，亦宜急服，并后方洗。桑白皮、玄参、升麻、旋覆花、赤芍、杏仁、甘菊花、防风、甜葶苈、黄芩、枳壳、甘草炙，各四分，姜二片，水煎，食后服。

洗药　治白睛努胀或赤磣疼痛，用青皮、桑皮、蕤蕤各二钱，大黄、玄参、栀子、青盐各一钱，竹叶一撮，将药煎熟，下青盐化开，滤过淋洗，冷则再热，应手而愈。

治火眼、风眼、时眼

数日之后洗之如神但不可早用。

皮硝　归尾　郁李仁　铜绿　胆矾各三分　黄连半分

上，入茶盅，滚水泡，重汤顿滚，以白纸放水面上，使水渗在纸上，避风，闭目洗两眼皮，水冷再顿，换纸再洗，一服可洗四五次愈。

烂弦风眼洗药

白果肉四两　乌梅肉　铜绿各二两

上，捣匀，弹子大，每一丸，滚水化开洗。

常用时眼、火眼、风眼点药

铅粉人乳拌晒三次，一钱，硼砂一钱，冰片五厘，麝香一厘，研极细，银簪点。

去翳点药

用荸荠粉荸荠不拘多少，田中野的更好，洗净于石上摩擦如泥，以绢布兜起，入清水，揉出白浆，其渣不用，再将白浆去脚晒干，上面去黄，下面去黑，取中间雪白者一两，大冰片五分，乳极细，瓷罐收贮，先以温茶洗眼，拭过，再以银簪点眼角，去翳甚速，且不疼而愈，后眼亦不昏，神妙。

害眼已久，痛肿俱好，但白珠如血，沙涩羞明不愈者

此风热已退而血虚也。用黄芪蜜炙，五钱，当归一钱五分，水煎一服而愈。

麦芒入眼

浓煎大麦汤，洗之自出。

治喉风、喉痹、双蛾、单蛾

用火硝一两五钱，硼砂五钱，雄黄二钱，僵虫炒，一钱，冰片二分半，以鹅翎管吹。

治十八般喉痹

五月五日合用。

青梅二十个　盐十二两，自初一日腌梅至初五日，以梅汁拌后药　白芷　羌活　桔梗　甘草各二两　明矾三两　猪牙皂角三十条

上，六味为细末，以梅汁拌湿，又将药末拌梅，入罐，每用薄棉裹一枚，噙口中咽津，痰出即愈。

急　喉　痹

有声如鼾，呼如拽锯响者，喉中微肿淡红，此非痰非火非风，乃肺气绝也。用人参一味，大剂煎汤救之，早首十全六七，迟则必死。

喉痛、牙痛、口疮并治

硼砂　火硝各二钱　冰片一分

口疮方_{屡验}

孩儿茶、芦根切薄片，焙干，另研，各一钱，石膏煅，五分，月石煅、朱砂飞、黄柏、薄荷各一分，冰片二分半，各研细，称准，和匀，吹。

又方验。明雄、硼砂各二钱，胆矾、黄连各一钱，青黛筛，三钱，冰片三分。

小儿口疳日久不愈甚者

破烂成坑，口内舌上一片白漫漫者。用人参、白术、白茯苓、甘草炙、干葛、藿香各一钱，木香五分，煨姜三片，黑枣一枚，水煎一服，愈。

喉中骨鲠说

此病甚急，以其据出入之要路也，但喉中窄狭，手不得入，钳不得施，若急于求愈而用硬物强咽，多致横刺喉中，越刺越深，反为不便，只宜忍耐，坐卧不必担心。若不能食，只用藕粉、稀粥之类，久之痰涎粘裹，自然活脱而出。予十三岁时，鱼骨刺喉，百方不出，后一人教用此法，随得宽松，三日之后，咯出大骨一块，三角如蒺藜，后以传人，用之皆验。

误吞木屑

用木匠铁斧磨水，细细咽之。

耳中痛不可忍者

铁刀磨浆，滴入耳中即愈。芭蕉根捣汁，滴之亦效。

耳痛煎药方

玄参、防风、蔓荆子打碎、赤小豆打碎、当归各八分，菊花、大生地、木通各七分，赤芍、川芎、羚羊角各一钱，石菖蒲、升麻、枳壳各五分，荆芥、蝉蜕各五分，甘草三分，姜一片，灯心引，十节，水煎，食后服。

耳内忽大痛，如有虫在内奔走，或有血水流出，或干痛不可忍者

蛇蜕皮烧存性，四钱，为细末，以鹅翎管吹入。

聤耳出脓

破船桐油灰，为末，去渣，硼砂末等分，以绵拭脓净，吹之。

急止牙痛方

焰硝、硼砂各二钱，雄黄、青黛、僵虫各一钱，赤石脂三钱，冰片二分，共细末，瓷罐收。如痛甚，先用蜂窠煎，漱口，再掺。

擦牙方余幼嗜甜味，老而不衰，四十外牙齿破裂，脱落，动摇疼痛，无日得安，偶得此方，用之动者复牢，虽破裂仅存米大者，亦可食物矣

用破故纸盐水拌炒、食盐烧通红、生石膏、熟石膏各四两。

上，四味各取净，为末，瓷罐收，早晚擦牙。

又方，明矾生、石膏生，等分，为末，擦。

治一二齿忽觉抬高分许，动摇疼痛者

用补中益气汤加杜仲盐炒、破故纸盐炒、骨碎补去皮，各一钱，姜枣煎服。

下颏脱下，不能合者

以醉酒令饮大醉，候其睡着，以猪牙皂角末少许吹入鼻，打嚏即愈。

痄 腮

僵蚕洗、牛蒡子炒、贝母、枳壳、天花粉、玄参、石膏、黄连酒洗、黄芩酒炒、连翘、柴胡、桔梗各一钱，甘草五分，姜一片，葱白三根，如大便闭，加大黄一钱。外用敷药，人中白两，朝脑三钱，共捣如泥，敷，肿消痛止。冲和膏亦好。

鼻 渊 方

此病时鼻流浊涕腥臭，终身不愈，一服除根。紫苏、

干葛、全胡、桔梗、川芎、木香、茯苓、人参各一钱，陈皮、半夏、白芷、枳壳各八分，甘草七分、归尾二钱，水二钟，煎八分，外用雄嫩鸭一只，宰出肠杂，入紫薇二钱，即凌霄花缝在肚内，新砂锅煮烂，不著盐，去肚纳药，先将汤冲入药碗，将鸭肉手撕同服，不能淡食，微用酱油亦可。其药味不可加减。

糟鼻酒刺敷方

雄黄、铅粉各一钱，真轻粉、硫黄各五分，共细末，每晚用人乳调涂，次早洗去，三上即愈。

治鼻痔，烂通鼻孔者

鹿角剉末，瓦上煅过、明矾瓦上煅，各一两，头垢五钱，灯上烧，先用花椒汤洗疮，拭干，将药掺在痔上，三四次愈。如疮不收口，另用瓦松烧存性，研搽。

治头风，鼻流涕方

辛夷仁、枇杷花等分，细末，醋酒对匀，调下二钱。

治远年近日偏正头风，有极痛不可忍者

土茯苓忌铁，四两，金银花三钱，天麻、防风各一钱，芽茶五钱，蔓荆子九分，元参八分，辛夷头、川芎各五分，黑料豆四十九粒，灯心廿①根，河水、井水各二钟，食后

---

① 廿（niàn 念）：二十。

服睡。

鹅 掌 风

北方香水梨，连核捣碎，擦手，如肥皂，数日愈。

中风门 _{附类中风}

中风昏厥不醒，痰涎壅盛，牙关不开，手拳不放者

皂角、北细辛，共细末，以厘许，吹鼻得嚏即苏，不得嚏者难治。若遗尿，手撒，痰声如拽锯者，不可用此。

口噤不开

用苏合香丸擦左右牙关即开。如无，以白盐梅擦之。

中风，昏迷不醒

用葱二三斤，上去叶，下去头须，只取白梗三四寸，长分为二把，以绳密扎于空锅内烙热，安脐上，冷又换热的。如葱烂，切去些少，再烙再用，如此数次，鼻闻香气及苏。无葱，用生姜一二斤，捣烂炒热，以绢布包作二包，熨脐，冷了再换，倘姜已干，即用臼内剩下姜汁拌湿，再炒再熨，以醒为度。

初中风，喉中痰塞，水饮不通

用苏合香丸一粒，淡姜汤下。

治口眼歪斜

先烧皂角熏，次烧乳香熏，再用蓖麻仁一两捣成泥，加冰片三分，摊油纸上，贴正即去之。冬月，量加肉桂二

三钱，歪左贴右，歪右贴左。

治偏风，手足不遂，皮肤不仁

用淫羊藿切细，一斤，袋盛入坛，以无灰生酒十六斤浸之，厚纸重封，春五、夏三、秋七、冬十日，随意饮之，常令熏，不得大醉，饮尽再制。

虎　骨　法

治中风手足瘫痪，半身不遂，手足拘挛，浑身骨节疼痛，一切风痰、筋骨之病，兼治白虎历节风，遍身走注，痛不可忍者，立效。但足骨即是，不必专求胫骨、膝、全身，虎骨去头尾更效。用虎骨不拘多少，入锅煮数十滚，刮去外面筋膜，再换水煮，随便当茶，泡饭对酒饮之。随添滚水，不断火煮至骨酥，以手掐粉碎则力尽矣，神效万全。

附：中气、中食、中恶门

中气，因七情内伤，气逆为病，痰潮昏塞，牙关咬紧，多因怒而得，与中风相似。但中风身体暖，若中气则浑身冷；中风喉有痰，若中气则寂然无声。但此证切不可用追风之药，惟以苏合香丸，姜汤调下即苏。

中食，忽然昏倒，口不能言，四肢不动，与中风相似，皆伤于醉饱，或感风寒，或著气恼，以致填塞胸中，此病最重，若作中风治之则误矣。惟用滚水三大碗，每碗入盐一钱，温和一连饮下，探喉一吐，则饮食俱出而愈，虽不服药亦愈。

中恶者，忽然手足逆冷，肌肤粟起，头面青黑，精神恍惚，或口中乱说，或牙关咬紧，头眩晕倒，往往因予丧入庙及深林古墓之中得病。苏合香丸，淡姜汤调一丸，灌之，候其苏醒，以金银花二三两煎汤服，灌之。

又有中暑猝倒，及产后痉病。又，孕妇误服毒药打胎，手直口噤，俱类中风。

感冒伤寒门

四时感冒，鼻塞头痛，恶风寒者

用黑马料豆一撮，核桃仁三个，连衣打碎，茶叶一撮，葱头三根，水煎服，取汗。

若有风寒而别有妨碍，不敢服药取汗者，用胡椒、杏仁各廿七个，研细，做成二丸，两手握定，内服热汤，脱衣盖暖，侧身拳足而睡，须臾汗出通身。

风寒发热，头痛不可忍者

用淡豆豉五钱，葱白三根，水煎，热服，避风，愈。

大约一受风寒，不但荤腥不宜吃，一应粥饭俱宜减少，如吃两碗者，只吃一碗、半碗，自然渐愈，若饿得一二日尤妙。

附：破伤风

因割破打破，于破处进风，以致手足强直，人事昏迷，其症甚危。用天南星生、防风各等分，为末，以生姜汁调下二钱，破处仍以二味末敷之。

急救门

急救一门，旧名五绝，皆系无病之人一时致死，多因血凝气闭，遂尔闷绝脏腑，气血原无损坏，但心头温者，急忙救之，皆可复活，无奈人见气绝，皆以为已死，治之无益，或措办棺衾①，或报官相验，纷纷扰乱置死者于不问，其间即有一二老成力言可救，反指为迂腐而笑之，继或勉强应酬，不过一顿饭时，即便丢去，故千人寻死路，终无一个生还也，岂不哀哉。夫古之仁人，反复言之，后之仁人传而布之，岂尽迂腐不如今人之能事哉。盖一点恻隐之心不能忍视而不救，且出于真知灼见，非谩言语也。今之所言，虽未必尽能救活，但救得一人则全一人性命，免一家骨肉分离，省一家官非口舌，而救活之际，又不费钱财，不废药饵，只要耐心服侍得一时耳，有何难处？乃甘陷于不慈不孝，不慈不悌而不肯为，不知其何说也，况此方身经目击，屡试屡验哉，愿世之君子共存恻隐之心，以生人为念则善矣。

缢 死 者

自早至晚，虽已冷必可治。自夜至明则难，然夏夜短，尤应可救。心头微温者，一日以上，犹可治之。治法，一人抱脚，一人扶头，一人慢慢解开绳索，切忌将刀割断，从容扶在床上睡下，一人坐床头，以两脚踏两肩，

---

① 棺衾（qīn 亲）：棺材和衾被。泛指殓尸之具。

手扯头发不可放松，一人将气管轻轻捻圆，再两手揉其项痕，一人摩其胸膛，一人弄其手足屈伸之，若已僵硬，但渐渐强屈之，又以棉絮小团塞其肛门，盖吊时肛门弩出故耳，外以皂角、生半夏二味，细末少许，吹入鼻中，再以姜汁调苏合香九匙挑灌之，又用一人以口接气，虽得气后，口鼻出呼吸，眼开仍摸弄不置，须臾，再以清饮汤少少含与之，令喉润，渐渐能咽乃止，此法最善，无不活者。但绳细吊死及尿出放屁者皆不可治。

溺水死者

抬放门板上，将脚后一角垫起，二砖打斜二角，各垫一砖，只头边一角着地，使水从口角流出，切记不可倒提及挤其肚腹，一面以盐擦在肚脐内，一面以生姜二三片捣炒，分为四包，每用二包，熨其胸膛肚腹，冷了又换热的，俟水出，多用皂角细末数分，以生姜自然汁调灌之，取去脚后垫砖，又以皂角末绵包塞入肛门，使水从下出。再令人以口接气，虽死一日，皆可治。惟七空①有血者，不治。古法用牛背去水不验，以挤伤肚肠故也。

跌死、打死、压死者

但心头温，皆可治。如有破处，急用生半夏末敷上包好，一面将本人扶起如僧打坐，以生半夏细末，些少吹入鼻中，以苏合丸、热童便调灌，再多用热小便灌之，或令

---

① 空：《说文·穴部》："空，窍也。"段玉裁注："今俗语所谓孔也。"

数人溺其口中更妙。俟活后，再按跌打损伤医治。

冻　死　人

急抬归屋内，脱去衣裳，将别人身上热衣换上，以厚絮及皮袄之类盖之，随以温酒加姜汁少许灌之，自然渐渐和软而醒，俟醒后，再用热汤水之类以接其气。切不可先用热水及火烘，若用火烘及热水浸则死。

热　死　人

不可就移凉处，亦不可以凉水饮之，只宜移在屋檐边近日处，以路上热土作一塘，于肚脐四围，令数人于塘内尿溺，内以温汤调苏合丸，或投大蒜泥灌之。热小便灌之亦好。

烧酒醉死

用热豆腐厚片，贴胸膛肚腹，以锅盖上气汗水灌之，将滚水一锅两三做，锅盖替换取水，多多灌之。

服信石者 即砒霜

急用鸡蛋一二十个打在碗内，入明矾末二三钱搅匀，灌下，即连砒霜吐出，犹恐吐之不尽，又用黑铅一块，以凉水在石上磨黑汁，随磨随灌，约磨服四两为度，余毒尽从大便利出。铅性凉，解毒，且无后患，极妙。若服下已久，恐入下部，吐之不及，只急用黑铅磨服，听从下出也。二方屡验如神。或无蛋，用鲫鱼或鲇鱼整个捣烂，以水和绞出涎水灌之。若一时无铅，以低锡器磨用亦可。

服盐酒者

以豆腐浆，乘热多多灌之，少刻大泻而愈。

服　金　者

以真金粉一二两，乳细，以热汤和灌之，金从大便出。

服铜物者

箭头草即如意草，捣汁灌之。

曾见一癫者服铜簪一枝，死去一日，随服此草，铜竟溶化不见，此草极能化物，同碗片嚼皆成粉也。如无草，以荸荠、韭菜及炒蚕豆，多食之。

食物过多

胸满肚胀不能转动，或痛甚者，不论何物，俱以温水数碗，每碗入盐一钱，接连饮下，以鹅翎入喉，吐之再饮，再吐，以宽为度。

两三日不食

饿甚肠枯，只以清汤饮半杯，少刻又以半杯，如此数次，方可食粥。若骤然饮食，立时胀死。

刀砍斧伤

断筋折骨，出血大多者必然昏晕，惟用热小便灌之，急用生半夏细末，多敷包好，多令破处进风。及苏省后必然大渴不止，切不可便与汤饮，惟以当归补血汤大剂连煎饮之。如一时无药，只多饮小便可也，若饮凉水一口便死。

当归补血汤　黄芪蜜炒，一两，当归三钱，水煎。

中 鸟 枪

熬蜜八两，入头烧酒一斤，热服取汗，安卧，次日弹自粘被上。

中 药 箭

急饮屎汁再涂之，或饮地浆水，真香油亦可。

箭头不出

象牙、蜣螂焙研，酒下令醉，再用麻油调涂，效。

刀 伤

葱白同糖，捣涂，效。

避 饥 方

芝麻、黑豆各一升，薄白酒浸晒干，土拌炒黄，擦去皮，贯众、白茯苓各八两，煨姜、甘草炙去皮，各四两，共细末，炼蜜丸，弹子大。每一丸，水送下，七日内草、苗、木、叶皆可食。若开饮食，先用生姜，后用米汤数次，方可食饭。

防饥干饭

熟糯米，不拘多少，以南烛枝叶即乌饭叶捣汁，泡米蒸饭，晒干，再泡再蒸再晒，如此九次，则米粒缩小，每斗仅可升余，以一撮入口，慢慢含咽，可度一日。

止小儿啼法

凡逃避山林者，每因儿啼误事，所以一经寇乱，小儿多不保全，惟以末草粗末少许，用丝绵包作小团，塞儿口中便不哭。

男妇邪病

以桐油涂小便处自绝。

又，雄黄一两，松香二两，同熔化，以虎牙搅之，丸弹子大，夜间烧竹笼内，病人坐笼上，以被笼之，露头在外，不过三剂，自断。

去 油 污

如香油浇衣，急脱下，令二人提起扯紧，以一人持大壶凉水，以壶水细细斟在油迹上，斟完再斟，油去而衣无迹。

去 墨 污

衣上墨迹，以清水一碗，盆摆脱尽去，衣服如新。凡油墨污，俱忌热水。

去膏药污

衣上膏药污，以热豆腐擦洗，即时干净。

补瓷器、玉器、石器

白及去皮，研成极细末，以鸡蛋清和如稀糊样，将瓷器烘热，再以及、蛋涂之，两下合上，以线扎紧，候干，永不脱。

夏月塘内鱼一时浮起，名曰翻塘

急用麻油，整篓倾下，少刻自定。

马脊生疮破烂

以牛骨烧灰，研细敷之。

一马被牛角触穿肚腹

以牛角腮烧灰，研细敷之。

夏月猪瘟

将地上掘一坎，将猪头在上、尾在下，留头出气，一时许，掘出便吃食矣。

肥　猪　法

冬三月，每猪一口，每日与硫黄细末一分，撒食上，令食之，甚易肥壮。

烟冲烧着

烟冲着，切不可用水往下浇，只以盆盛水放窍门口内，烟冲之下则火自息。

治箭镞、枪炮、铅子入肉五方

花蕊石，火煅七次，研末，敷伤四围，自出。

又方，蜣螂二三个，巴豆四五粒，共捣如泥，敷伤处，先止痛，后作痒，少顷即出矣。

又方，干苋菜与砂糖捣涂。

又方，陈腊肉去皮骨，入象牙末、人指甲末各二钱半，厚敷即出。

又方，铳子入肉，以水银灌入伤处，其铅即化水，仍从伤处随水银出。

竹木刺入肉内八方

蓖麻子，捣涂，痛止即出。

又方，蝼蛄捣敷。

又方，蛴螬①研敷。

又方，用生栗嚼敷。

又方，马齿苋捣砂糖，调敷。

又方，酸枣仁烧灰，水调敷。

又方，象牙刮末，水调敷。

又方，鹿角烧灰，水调敷。

---

① 蛴：原作"挤"，形近致误，据文义改。

备急方<small>诸症捷用，起病锁钥，变通行使，无不应手</small>

开关散<small>治中风、痰、卒症</small>

生半夏<small>一两</small>，猪牙皂<small>去弦皮，五钱</small>，麝<small>一分</small>，共为细末。男左女右，吹鼻，嚏即苏。

黑砂丹<small>治喉风，一名上清丹</small>

硼砂<small>五钱</small>，明雄黄<small>三钱</small>，厚黄柏<small>蜜水炒黑，存性，五钱</small>，茅嘴根烧灰<small>存性，二钱</small>，胆矾<small>三钱</small>，为末，吹之。若牙关闭，用醋磨庄黄，刷牙关，看患重针之，以药吹之，立瘥。

一字散<small>咽喉气塞不通，欲死恶症</small>

明雄黄<small>另研，一钱</small>，明矾<small>生研，五分</small>，藜芦<small>五钱</small>，猪牙皂<small>七枚</small>，蝎梢亦<small>七枚</small>，末之。每一字吹入鼻中，吐涎，立愈。

冲关散<small>治耳聋</small>

甘遂<small>另研末</small>　甘草<small>另研末</small>

上，用甘遂末吹左耳，甘草末吹右耳，立效，妙不可言。

荜茇散<small>治牙痛</small>

荜茇<small>二钱</small>　蝎梢<small>一钱</small>　良姜<small>一钱</small>　草乌<small>去皮尖，五分</small>

上为末，指蘸擦患牙处，立效。

又方，用庄黄一大块，泥包，火煅为末，擦即止。

又方，用砲圆一个，入花椒十四粒，淮盐精填满，湿草纸包，火煅存性，为末，擦之即止疼。

连辛散<small>牙疳、口疮</small>

川黄连一钱　北细辛五分

上为末，摊疮上或口噙亦佳。

滑石①散<small>治女劳疸</small>

白滑石二两五分，枯白矾一两，末之。每服二钱，大麦粥饮调下，小便②出黄水为效。

仙枣丸<small>治黄肿积滞</small>

白矾半斤，醋煮干　胶枣二斤，煮去皮核　平胃散末四两
苍术米泔漂，土炒　陈皮各二两　甘草五钱　厚朴姜汁炒，一钱

上，共捣为丸，梧子大。每服三十丸，酒下。

遇仙丸<small>治水鼓胀</small>

苦葶苈　商陆根　甘遂面包炙热，水浸冷　大戟各二钱五分　庄黄生　芫花醋炒，各三钱　黑牵牛取头末，一两　轻粉少许

上，为细末，入轻粉再研。每二钱，温蜜水调下，或

---

① 石：原作"体"，据《严氏济生方·黄疸门·五疸论治》改。
② 便：原作"黄"，据《严氏济生方·黄疸门·五疸论治》改。

滴水丸亦佳。忌生冷、盐、酱之物，取下黑黄臭水为验。

秘方化滞丸

理一切气，化一切积，夺造化，有通塞之功，调阴阳，有补泻之妙，久坚沉固，磨之；自消暴积乍留，导之，立去。用南木香、丁香去苞、青皮去穰、广陈皮去白、黄连各二钱五分，京三棱慢火煨、蓬莪术慢火煨，各四钱八分，大半夏研末，取姜自然汁，和为饼，晒干，称过，二钱五分，前八味，共为末，听后为丸。巴豆去壳，滚汤泡，逐一破开，去心膜，以瓦器盛，用醋浸过一指，慢火熬干，称过，六钱，研末，与前八味药同研和匀。乌梅打碎，去壳，细剉，火焙为末，称过，五钱，入前药再研，后用白灰面打醋糊为丸，如粟米大，每服五七丸。人壮盛者十丸，五更空心陈皮汤下；停食饱闷，枳壳汤下；常服，磨积咽津下；诸气痛，生姜陈皮汤下。若欲宣通积块，滚姜汤下，仍加数丸末，利，再服，利多，饮冷水一口补住。小儿疳积，米饮下，虚实大小加减。孕妇勿服此丸。得热则行，得冷则止。

七转灵应丹

治一切山岚①瘴气，蛊毒诸积，十隔五噎，三十六种风，七十二种气，小儿疳惊诸症，肚大面黄，一切心痛，并皆治之，此丹四时服，不动真气，只孕妇忌服。

芫荑五钱，取末四钱　牵牛五两，取净末三两　槟榔五两，

---

① 岚：原作"疯"，形近致误，据文义改。

取净末三两　　大黄五两，取净末三两　　木香五钱，取净末四钱
雷丸四钱，取净末三钱　　锡灰一两，煅取净末三钱

上，各取净末合匀，用葱白汤露一宿，为丸，如黍米
大。每服四钱，葱白汤仍露一宿，早晨空心冷下，取出病
根，日晚用温粥补之。忌生、冷、荤、腥、滞食物三
十日。

真珠天麻 治小儿惊风，痰热壅盛及撮口

川南星炮、明天麻炮、白附子炮，各一两，巴霜一百七十
枚，去净油，全蝎炮、滑石各一两五钱，防风、半夏姜汁炒，
各一两，青黛一两，共为末，面为丸如绿豆大，百草霜为衣。每
服五十丸，淡姜汤下，朱砂为衣尤妙。

抱龙丸 治伤风瘟疫，身热昏迷，气粗喘满。
痰实壅嗽，惊搐潮热，中暑

天竺黄一两，明雄黄七钱，朱砂五钱，胆南星四钱，麝
香五分，另研，共为末和匀，用甘草熬膏为丸，如皂子大。每服一
丸，滚水化下。

至圣宝丹 治胎惊吊肚，目睛上视，手足抽掣，
角弓反张，急慢惊风，痰盛等症

全蝎十四枚，去毒，防风五钱，白附子炮、川南星炮、
虫退去土、僵虫直者，各二两，天麻五钱，朱砂一钱，另研，
麝香五分，另研，金箔五十片，末之后入朱砂、麝香和匀，以粳
米饼丸，如芡实大。每一丸，金银薄荷煎汤化下，急者二丸，立效。

五疳消食丸 消疳进食，退潮

麦芽炒、橘皮各四钱，黄连、芜荑、龙胆草、使君子去壳，各二钱，芦荟五钱，胡黄连五钱，南木香一钱，末之，面糊丸，如绿豆大。每服三十丸，米汤下。

青朱丸 急慢惊风，痰热往来

天麻　半夏　南星　白附　川乌各一钱　全蝎　僵虫七个　青黛五钱　羌活一钱　朱砂一钱

上为末，用巴豆七粒，去油，入前末，同和研匀，面和为丸，如黍米大。每服五丸，金银薄荷汤下。如惊风睡泻，得青色是惊积，白色是疳积，赤色是热积。

天竺散 凉膈，退潮，泄热

天竺黄七钱，庄黄、虫退各三钱，僵虫直者，二钱，川羌活、全蝎去毒、甘草各五钱，极细末。每服一钱，麦门冬汤调下。

甘露饮 解五毒，烦热

寒水石煅、石膏煅，各一两，甘草炙，五钱，末之，解诸毒气，生姜自然汁调服二钱。伤寒时气作热，发狂，新汲水滴姜汁数点，调下。

三棱丸 饮食过多，痞闷疼痛，食不消化，久成痞块

蓬莪术　三棱各一两，二味湿纸包煨，另末听用　庄黄八

两，去皮

上，末，先以庄黄银瓦器内用好醋浸半日，慢火熬微干，入前末和丸，如绿豆大。每十九至二十丸，食后滚白汤下。看虚实加减，大人丸如梧子大，服四十丸。

仙甲散 治走马火丹，又名赤游丹

景天慎火草俗名佛指甲，不拘多少，捣取汁涂于丹上即效。

五倍散 头上胎毒等疮

五倍子、白芷各一两，花椒、黄丹各五钱，枯矾一钱，末之。疮湿，干掺；疮干，香油调搽。

拔毒散 热游丹肿，游走不定

寒水石生、石膏生，各四两，黄柏五两，末之，用鸡子清同香油、蜜和调，敷立效。

青龙得水丹 清热，退潮

净青黛一两，寒水石煅，一两，末之，米饭丸绿豆大每二钱，百沸汤下。

大金花丸 内外诸热，寝汗咬牙，睡语惊悸，溺血，淋闭，咳嗽，衄血，瘦弱，头痛，并骨蒸，肺痿，喘嗽等症

黄连三钱，黄柏三钱，黄芩三钱，栀仁三钱，庄黄五钱，末之，滴水丸，绿豆大。每服三十丸，新汲水送下。

安 神 丸

茯神　远志　石蒲　天麻　防风　南星　半夏　川芎
米仁　甘草　白芍

当归导赤散 治堕马坠车，打扑伤损，瘀血凝积，
大便不通，浮肿疼痛

庄黄一两，当归二钱，麝香少许，细末。每服三钱，热
酒调下。

鸡鸣散 从高坠下及木石压伤，瘀血凝积，痛不可忍，重危急症

庄黄一两，酒蒸，桃仁六七十粒，去皮尖，当归尾五钱，末
之，酒一碗煎，去粗渣，五更鸡鸣时服，取下瘀血即愈，
若气绝不能言，以热小便灌之即苏。

金枪丹 治金刀、箭刺、扑伤

新嫩石灰四两，白矾一两，末之，用牛胆汁拌匀，复
装入胆内，阴干取出，再加黄丹一两，和匀，研细末，收
贮，遇患攒于伤处，立愈。

太平丸 治痢，先用此丸一服，后服太乙丸

庄黄三两，酒蒸　香附米三两，醋炊捣烂　莪术醋炙，一两
白芍酒炙，二两　旧枳壳一两　甘草五钱
上，共为末，水打早米糊丸，梧子大。每服六七十
丸，百沸汤下。

太乙丸治痢疾，先服上太平丸，后服此丸，

百发百效，或牛黄丸亦可

黄连一两，吴萸、枳壳水拌湿，炒赤色，南木香一钱，不见火，明雄黄三钱，枯矾久煅，一钱五分，末之，早米糊为丸，梧桐子大。每服三丸，始后歌内汤饮送下，三日全安。

歌曰：太乙妙剂，金丹丸粒如神，诸般痢症服皆春，男妇小儿无论，红者用之井水，白者淡淡姜汤，久则罂①粟汤下，赤白兼用茶吞，里急后重汗如淋，粉草磨泉不混。每日只服三粒，三朝管取安宁。

牛黄丸消食，荡热，化气，治痞

庄黄四两，酒蒸，捣烂成泥，黑白牵牛略炒，取头末，二两，共和匀，为丸，如梧子大。每服四五十丸，百沸汤下。

龙虎丹化痰止咳，退潮清热

青黛一两，煅石膏一两，末之。每服二三匙，百沸汤下。

白丸子痰壅

枯矾一两，久煅，煅石膏一两，末之，早米糊丸，绿豆大。每二三十丸，临卧百沸汤下。

① 罂：原作"莺"，音同致误，据文义改。

金钩钓食丸 治诸鲠

威灵仙根不拘多少，用好醋浸二三日，取起晒干，末之，醋打早米糊丸，梧子大。每服一二丸，半茶半汤下，若要吐出鲠物，用铜青炒为末，服半匙，滴油一二点，同茶汤调服，即吐出原物。

治无名风毒方

京三棱三钱，香白芷三钱，北细辛一钱，赤芍药三钱，川独活一钱，用酒炆服。

治风痰，无名肿毒等症

绵黄芪五钱，全当归五钱，金银花三钱，老生姜五钱，甘草节三钱，白水炆酒，斗服。

九龙针 风损顽毒

透明雄黄一钱五分　朱砂一钱五分　硫黄五钱　麝香一分，另研

上前二味为末，溶硫黄入末，和匀离火，入麝香搅匀成饼。

立效散 偏坠

全蝎一个，旧枳壳二钱，小茴香一钱，川藁本二钱，依和煎水，空心早服。

寸金丹消肿行热

萹蓄根叶如宝剑，根若寸节，金黄，不拘多少，晒干不见火

上为末，每三钱，早米饭丸，梧子大，用枳壳、陈皮煎汤下，临卧服，五更大便放水，预便桶俟之，其功立效。

龙树丹蛇伤

透明雄黄五钱　　五灵芝一钱五分　　茂贝母　　香白芷各三钱

上末，每二钱，热酒调下，以白矾泡水，洗伤处。

通和散治乳痈，疼痛不可忍

穿山甲炮黄、川木通各一两，自然铜五钱，醋淬七次，末之。每二钱，热酒调，食后远服。

黄白丹治汗斑，紫白色

白附子、硫黄各等分，细末，以茄蒂蘸醋粘末，擦之。

胆矾丸固膜解毒

川蜡二两　　明矾一两　　朱砂三钱，另研

上，溶化蜡，滤净，再以缓火入矾末，搅和，众手为丸，梧子大，朱砂为衣。每五十丸，百沸汤下。

蒲黛散 口舌生疮，咽喉肿痛

蒲黄一两　青黛二两　硼砂五钱　生薄荷一握，取自然汁

上为末，以薄荷汁和匀，铜锅内慢火熬干，再研细末，瓷罐收藏，每用一字或半钱渗口内，良久，吐出涎痰。如喉中肿痛，竹管吹之，立愈。

牵牛丸 治腹中湿热气，足胫微肿，中满，
气急咳嗽痰喘，小便不利

牵牛头末，一两，川朴五钱，姜制，末之。每二钱，姜枣汤调下。

黑枣丸 水气浮肿，上气喘急，大小便不通

甘遂六钱，炙，大蓟一两，醋炒，芫花一两，醋炒，末之。外用黑枣煮烂，去皮核，杵为丸，梧子大，每服四十丸，清辰①热汤下，利去黄水为度，不利，次日再服。

朱砂六一散 治泄泻，睡不安稳，小便不利。
此药能清心火，除胃脘热，解暑退潮

白嫩滑石六两，甘草一两，朱砂三钱，末之。每一二钱，百沸汤下。

---

①　辰：通"晨"。《诗经·齐风·东方未明》："不能辰夜，不夙则莫。"

定神散<small>中恶天吊，客忤夜啼</small>

白茯神、肥志肉去骨、胆星、净枣仁、麦门冬各一两，朱砂一钱，另研，末之，每二钱，百沸汤下；用蜜为丸，如芡实大，朱砂为衣，每服一丸，灯心汤送下。

秘宝万灵丹<small>治急慢惊风，垂危一丸，立愈</small>

牛黄三钱　朱砂三钱　礞石硝煅，五钱　远志去骨　直僵虫　全蝎　胆星　半夏姜制　茯神各一两　麝香五分　金箔一百片，为衣

上为末，外用皂角、麦门冬各二两，熬膏，和丸，如樱桃大，金箔为衣。每一丸，姜汤化下。

镇惊丸<small>急慢惊风，发喘，痰盛迷心不言</small>

南星姜汁炒　防风　枳实麦麸炒　半夏姜制　天麻甘草水浸，煨，各二两　礞石一两，生用　明雄黄五钱　辰砂二钱　枯矾二钱　白附子五钱

上为末，蜜丸如粟米大，量小丸大，小或三四分，姜汤下；有风寒，葱汤下。

防犀饮<small>丹疹，遍身如洒珠</small>

汉防己三钱　朴硝　犀角　黄芩　黄芪　绿升麻各八分
上咀片，淡竹叶引煎服。

消毒饮<small>五种丹毒</small>

郁金　天花粉　干葛各一钱二分　赤芍　甘草各分

咬咀，灯心引，不拘时服。

消 乳 丸

砂仁炒、莪术煨、三棱、陈皮、神曲、麦芽各五钱，香附米一两，末之，曲糊丸，麻子大。每三丸，百沸汤下。

陈氏治养小儿法，曰：忍三分寒，吃七分饱，频揉肚，少洗澡，要旧絮护背，及肚暖头凉，此至论也。若宿滞不化，用消痞丸治之。

紫橘散 治疟

柴胡热盛三钱，寒盛一钱五分　陈皮热盛一钱五分，寒盛三钱，寒热平，柴陈平　半夏五分，生，若有法制半夏末则称五分，用前二味煎汤，调服。

上，依分钱看症加减，姜煎，临发日早服。

鳖甲饮 治久疟不住

何首乌、鳖甲酒炙、当归、白术、人参、黄芩各八分，黑枣三枚引，空心服。

雷横散 狂狗咬

白丑　黑丑　庄黄各六钱　雄黄一钱，要透明的

上为末，大人服二钱，小儿服一钱，黑砂糖调下，一服即愈。若看头上有红发一根则已伤五脏，不可救矣。

效妙散 顽癣并杨癣亦效

陀僧　雄黄各三钱　白矾二钱　枯矾五钱　硫黄火溶，入

烧酒煮过，土中埋一宿，一两

上为末抓破患处，以煨熟姜片蘸药擦之，七日全愈，神效。

琥珀蜡矾丸 悬痈初起，增寒疼痛，已成未成之际，恐毒不能出，必致内攻，预服以护心膜，亦散毒止疼，并治痈疽背发等症

明矾一两五钱　黄蜡一两二钱　雄黄二钱　乳香一钱　蜂蜜三钱，临入　朱砂二钱，作衣

上为末将蜡融化入末，并蜂蜜搅匀，众手急匀，如绿豆大，朱砂为衣，每服卅丸，百沸汤下，重病早晚日进二次，效。

桃花散 刀刃伤，血不止

白石灰一升，大黄三两，切片，炒石灰，红色筛去，大黄不用，再以牛胆汁拌石灰匀，阴干，研细末，擦患处。

黑龙散 汤火

石灰不拘多少，要黑明如镜，大块的，末之，鸭蛋白调搽患处，立住疼，神效。

生肌丸 发背，痈疽，肿毒，痔漏，长肉，收功

黄蜡一斤　乳香　没药　血竭各二两，各另研细末　象牙末四两，用猪油酥

上，将蜡融化，再以乳香、没药和匀，投水中，众手丸，如绿豆大。每服百丸，一日二服，百沸汤下。

扫毒丹<small>诸疮恶毒</small>

轻粉一两，煅石膏二两，共为末，掺上。

生肌散<small>诸毒恶疮，毒尽口白，用之</small>

龙骨煅，三钱　赤石脂三钱　银朱一钱　乳香炙，一钱
没药炙，一钱　水粉一钱

上为末，摊上立效。

红粉丹<small>痈疽发背，杨梅恶疮</small>

汞一两　牙硝一两，炒　枯矾一两　朱砂一钱，另末

上将硝、矾为末，安于锅内，坐床贮汞于上，上用朱
砂盖之，取上好瓷碗盖定封固，用文武火升之，三主①香
为度。

立应丹<small>关格不通，饮食不纳，潮热往来，大小便闭</small>

牙皂不拘多少，研末　蜂蜜数匙　葱白一握，捣

上，将葱捣烂，入蜜数匙，再入牙皂末数匙，奄于患
人脐上，绢布缚定，一时腹内气动作声，二便立通，
神效。

宣症散<small>治喉痹风痰</small>

吐法　白矾半斤，巴豆一十五枚，上二味同炒，去巴不

---

①　主：灯心，后作"炷"。《说文·丶部》："主，灯中炷也。"

用，为末，加皂角末五钱，和匀，每以鹅毛蘸陈醋，并末药姜汁引吐，立效。

针法　喉痹，水不能通，死在顷刻，一刺即愈。少商穴在大指侧内端，去甲如韭叶许，白肉宛宛中是也，两手皆刺出血，其水米即通。针式用三棱者，干霍乱，药不能治，唯此刺法神效，屡试屡验。

三白丹 治下疳

水粉炒，一钱，轻粉炒，一钱，煅石膏、白蜡一钱，另研，末之，先用盐茶洗，拭干，摊上。

红白散 扫顽疮恶毒

明雄黄五钱，枯白矾五钱，末之，盐茶洗，或甘水洗，拭干，摊上。

隔纸膏 臁疮

苦参五钱，研末，白松香五钱，末之，用桐油调搽于油纸上，包四方包，将布针扎孔，以孔面向疮贴之。

巴豆膏 疮毒未尽，用早生肌药，致毒生浮肉之症

巴豆取仁不拘多少　明雄黄另研末

上，将巴豆炒黑成膏，次下雄黄末和匀，摊膏贴之，浮肉去尽，疮口白色，用生肌散摊上即愈。

万应膏_{治风损疖毒}

川乌　草乌　归尾　黄柏　赤芍梢　独活　木鳖子
紫金皮　石南藤　穿山甲　直僵虫　玄参　白芷梢　大川
芎　苍耳子　北防风　五加皮　黄芪　川羌活　细辛　荆
芥　红花　苍术　五倍　皂刺　松节　蓖麻子　姜黄　甘
草节　蜈蚣三条　水粉四两，滤去渣，方投如黄丹一样法

以上，咀片，用麻油二斤浸一宿，入锅文武火熬至药
焦，滤去渣，文火缓熬，以桃柳枝搅不住手，将黄丹八两
细细投之，滴水成珠为度，离火入明雄黄、乳香、没药、
血蝎各一钱，为细末，入和，搅匀收贮，退火毒三日。

续骨散_{跌打损伤}

山栀子仁不拘多少　白灰面不拘多少
上，二味和匀，用烧酒调奄患处，绢布扎定，对日解
换，二次立愈。

敛毒散_{毒尽，久不收口}

干姜不拘多少，咀片，炒黑，五钱　龙骨煅，三钱
上，为末，盐茶洗，摊上立效。

透脓散_{痈疽恶毒已成，不肯穿破之症}

穿山甲炒　当归各二钱　黄芪　川芎　皂角刺各一钱
五分
上，咀片，依数称过，水、酒各一碗，煎，食前

热服。

玄妙饮_{汤火所伤先服，不令火毒攻心}

川黄连、天花粉、玄参各二钱，陈皮、桔梗、栀子仁各一钱五分，水煎，淡竹叶引，温服。

紫金丹_{吼哮}

白砒一钱，生研，枯矾三钱，另研，淡豆豉一两，水浸去皮，共捣匀为丸，如绿豆大。每服七丸，冷茶送下，小儿一二丸。

复生饮_{脐风撮口}

牙皂、僵虫、山甲各六分，麻黄、防风、胆星、半夏各五分，甘草三分，大黄一钱，后入，只略煎一二滚，咀片，煎熟加姜汁、竹沥各二茶匙，麝香少许，调匀，时时以匙灌之，通利则有生机。

再生丹_{前药不效，此方神应}

牛黄、僵虫各三钱，胆星二钱，麝香一分，末之。每服五分，姜汁调，灌下。

封 脐 散

生南星不拘多少，末之，封脐，不可见风，谨固。

镇心定魄、安神解毒汤_{开心预服}

黄连_{胎寒不用}、白芍、赤苓、枳壳_{等分}，末之，炼蜜丸，梧子大。每服一丸，乳汁化下。

人中白散_{又名雪山丹，治五心烦热}

人中白_{二两}、黄柏、知母、青黛、甘草_{各五钱}，末之。每服二钱，百沸汤调下。

人中白，非独泻肝热，又能泻三焦及膀胱之热；柴胡泻肝热，须以片芩佐之；片芩泻肺热，须以桑皮佐之；黄芩又泻大肠之热，须以枳壳佐之；黄连泻心热，用猪胆汁炒，更以龙胆草佐之，又能泻胆热；白芍泻脾热，须以石膏佐之；知母泻肾热，又泻膀胱之热，须以黄柏佐之；栀子泻三焦之热，须以泽泻佐之；玄参泻上部无根之火，栀子泻曲折之火。

稀涎散_{中风痰涎壅隔，下痰立效}

明矾_{一两}，肥皂角_{四条}，极细末。每五分，百沸汤下。

正舌散_{中风，舌强难言}

明雄黄_{一两三钱}，荆芥穗_{一两八钱}，细末。每二钱，豆酒调下。

解语丸_{中风，语言不正}

白附子、石菖蒲、肥远志_{去骨}，各一两，全蝎_{三钱}，明天麻、直僵虫各五钱，细末，蜜丸，绿豆大。每三十丸[①]，空心姜汤下。

化骨神丹 治骨鲠

大砂仁一两　威灵仙一两五钱　黑砂糖

上，前二味为末，每用酒调砂糖和末，数匙频频呷之，其骨立消。

虎潜丸 真元不足，荣卫亏损，阳事痿弱

黄柏、知母、熟地、龟板猪油炙，各三两，虎胫一对，油炙，锁阳四两，当归、陈皮、白芍、牛膝各二两，末之，冬酒打早米糊丸，如梧子大。每服四钱，空心百沸汤下。

固本保元丸 诸虚百损，精血不固，元神不足，肌肉消瘦，朝凉暮热，梦寐遗精，阳事不举

人参一两，茯苓三两，枸杞酒洗、五味子酒洗、知母瓦片刮去皮毛，蜜炒、锁阳酒蒸、仙茅黑豆蒸、当归酒洗，各二两，顶地四两，酒蒸，黄芪二两，蜜炙，酸枣仁二两，略炒，杜仲二两，盐酒炒，大附子一个，姜汁拌面，包煨，甘草八钱，末之，炼蜜丸，梧子大。每三钱，空，滚盐汤下。

护命散 自汗盗汗，立止如神

枯矾钱，五倍子五钱，龙骨煅，一钱五分，细末，以津

---

① 丸：原作"九"，据《丹台玉案·卷二·中风门》改。

唾调，塞满脐中，外用绢条扎定，过夜即止。

寻虫散_{大人小儿诸虫}

白丑一半，炒、雷丸、槟榔各一两，广木香五钱，末之。
每三钱，黑砂糖汤调下。

砂仁散_{治好吃壁泥瓦片}

砂仁四两，黄土一斤，二味同炒去土，不用，末之，黄连
熬膏为丸，绿豆大。每二钱，五更黑砂糖汤下。

戊己汤_{统治诸腹痛，血虚者为效尤甚也}

白芍酒炒，一两，土中克木，甘草八钱，能先入脾，缓痛，
末之。每服三钱，空心百沸汤下。

槐花散_{肠风脏毒，下血}

扁柏叶炒黑、槐花、枳壳麸炒、荆芥穗炒黑，各一两，
末之。每服三钱，空心百沸汤下。

四生丸_{血热妄行，吐咯不止}

生柏叶、生荷叶、生地黄、生艾叶各等分，共捣极烂，
丸如芡实大。每一丸，百沸汤化下。

镇惊定风丸_{紫金锭。急慢惊风，客忤、天吊、夜啼}

白茯神一两，肥远志一两，去净骨，胆南星二两，金箔一
百，锦庄黄一两，酒蒸久熟，青礞石硝煅，五分，明天麻一两

八钱，苏薄荷三钱，北防风一两，沉香二钱五分，青黛八钱，川羌活三钱，白术五钱，麸炒，小枳实一两，土炒，朱砂二钱，另研，为衣，同金箔用，细末，炼蜜丸，如芡实子大。每服一丸，百沸汤化下。熬甘草汁为丸亦妙。

肥儿丸和胃健脾，消食化气

新白术米泔漂，麸炒、广陈皮各一两，甘草三钱，山药一两，川厚朴姜汁炒，八钱，白茯苓一两，去皮，小枳实一两，土炒，净米仁一两，六神曲一两，白芍一两，酒炙，末之，酒打老米糊为丸，皂子大。每服一丸，用一滚米汤化下。

霞龄散治小儿吐泻交作

宣木瓜　川厚朴姜炒　大砂仁　藿香叶各五钱　川木通
白扁豆　川黄连　杭白芍　广木香各三钱五分

上为末，每服三钱，百沸汤下。

通明丸五痫，风疾，颠仆，口吐涎沫，作畜之声，
俗呼猪羊疾，羊颠风，试验神效

猪牙皂一升，用羊肝一付，切片，煮干，去皮弦，并肝不用，猪肝亦可　大半夏六两，用朱砂一两五钱，为粗末，将半夏切作四片，同砂炒赤色，去砂不用　大南星二两　枯矾二两　黑丑二两

上为末，白面为丸，如梧子大，黄丹为衣。每十丸，酒下。忌鸡、鱼、腥臊之物。滑矾丸兼佐之，秘授。

四生白丸化痰，祛风

生南星二两　生半夏六两　白附子二两　川乌去皮脐，

五钱

　　上，俱生用，水浸透，和水浸透，和水磨，袋盛，滤过澄浆，晒干，糯米糊为丸，如绿豆大。每服二三十丸，姜汤下。

一粒金丹<small>男妇腿足疼，痛如虎咬</small>

　　草乌头四两，五灵芝四两，木鳖子一两，白附子二两，地龙焙，一两，乳香炙，二钱五分，当归五钱，没药炙，五钱，京墨二钱五分，真麝香二分五厘，末之，糯米糊丸，梧子大。每服一丸，酒下。

水火丸<small>泄泻不止</small>

　　硫黄一两，滑石二两，末之，早米饭为丸，梧子大。每服七丸，米汤下。

独胜丹<small>伤寒头痛</small>

　　硫黄不拘多少，末之，吹鼻，立效。

定风散<small>中风不语，痰迷，不省人事</small>

　　北防风一两，川南星一两，细末。每服一钱，酒调下。治跌打痛伤，破脑伤处，敷之；潮热，童便调服二钱。

霹雳丹<small>追虫打积</small>

　　庄黄四两，黑丑二两，槟榔二两，雷丸一两，木香三钱，沉香三钱，末之，用苦楝皮根上的六两，牙皂一两，二味熬膏，和末为丸，梧子大。每服七丸，黑砂糖汤送下。

救苦丹<small>内外乳吹</small>

蚯蚓粪不拘多少，用蜜水调，热服，立效。

四神散<small>跌打损伤</small>

莞阳花子五钱，久蒸，条甘草一钱六分五厘，白芷梢五钱，末之。每服五分，热酒调下。

二神散<small>诸气疼</small>

古墓石灰捶碎成末，四两，庄黄咀片，二两，和匀，同炒赤色，研末。每服五分，酒调下。

小胃丸<small>消膨胀，化食退肿</small>

甘遂五钱，面炙，芫花五钱，醋炒，大戟五钱，醋炒，莪术五钱，醋炒，木香三钱，青皮五钱，槟榔五钱，共为末，醋打早米糊丸，如粟米大。每服二三十丸，米汤下。百沸汤亦可。

一切暑毒

香薷、白茯苓、扁豆、厚朴姜汁炒，各一钱，甘草五分，水煎，待冷服。

途中伏暑

急用车轮土五钱，为末，入碗内，加水澄清，服之即愈。

小便不通

用韭子三合，研末，又以麝一分，入上末内，同捣拌匀，为饼，掩肚脐上，帕缚，一时即通。或用韭根亦可。

痰迷心窍

大黄一钱，巴豆去油，二分，共为末。每服二分半，温茶调下，停半刻，饮热茶催之。

暑热，霍乱吐泻

用滑石一两，甘草六钱，俱为末，用水飞过，晒干听用，将井水调下三钱，用盐搅，滚水，待冷服之。

又方，用净土，凉水调服。

又方，用高粱梗，煎水吃即愈，加好黄土二钱更妙。

凡霍乱，俱忌米、谷、饭食，即米饮亦不可服，切记。

诸 毒

止痛立穿。用雄黄、芝麻为末，生酒调敷。

乳 痈

用青皮、瓜蒌、橘叶、连翘、皂角刺、桃仁、甘草节，如破多，加参、芪，水煎，入酒服。如痈已破，用甘草生二钱，炙二钱，分二次，水煎服。

吹　奶

用皂角灰和蛤粉，为末，酒调服。

外 吹 乳

用生半夏一个，火煨热，如左乳吹塞右鼻，右乳吹塞左鼻百发百中。加葱塞鼻亦好，为末吹鼻亦好。

治 奶 痛

细辛、羌活、川芎、白芷、甘草、草乌、何首乌、当归、荆芥、鹿茸、姜、葱，好酒冲服，二次下发散。

治奶花疮

天花粉炒，为末，生酒下不发汗，三五服俱微汗。

乳 初 痛

用川贝母一两，为末，每服五钱，温酒或橘叶煎汤送下，即以两手覆按桌上，垂乳良久，自通即好。

消毒饮治疥

金银花三钱，黄芪盐水洗、天花粉各三钱，防风、当归、川芎、川朴姜汁炒、穿山甲煅成末、皂角刺炒，各一钱，广皮三钱，酒、水各一杯，煎服。疥在上，饭后服；在下，空心服，三服后用药渣水洗。

治大便闭

麻仁、当归各三钱，柏子仁二钱，生地四钱，瓜蒌仁一钱，杏仁五分，水煎，空心服。

又方，如大小便俱闭，用上煎方加六一散三钱，灯心百根，水煎，空心服。

治小便不禁

用乌药、知母各三钱，益智仁七分，山药三钱，水煎，空心服。

治大小便闭，随死

用不蛀皂角五两，烧灰，调下三钱即通。

小便出血条，痛不可忍

用淡豆豉煎汤，服之即愈。

又方，用山栀五钱，水一盏，煎六分，空心服，三四次愈。

治小便闭

用耳垢一大块，塞马口①内，少时即通。

又方，用萝白一个，捣汁，加蜜一匙，调服。若噤口痢，小便闭，用田螺捣烂，贴脐上即通。

---

① 马口：指尿道口，亦称"马眼"。

治喉咙肿痛

用甘草、桔梗、当归、玄参、黄芩、陈皮、白术、茯苓、麦冬、连翘、人参、防风、金银花、川贝母，水二钟，煎七分，温服。

吹　喉

用黄柏、山豆根、青黛等分，为末，吹之。

治喉肿烂

用山羊角用瓷碗片刮末，瓦上焙黑色，为末、胎发、牛黄、麝片各少许，吹患处。此方牙肿亦治。或疑方内山羊角是犀角或羚羊角者，未知孰是，存疑。

又治喉痛，用夏枯草，煎汤当茶吃，即止。

治 双 蛾

用枸杞根春损，细绢包，入醋中浸湿，取出口即①效。

治 牙 痛

寒水石煅、石膏煅，各一两，青盐五钱，白芷四钱，细辛、绿升麻各三钱，甘草二钱，糯米炒成灰，五钱，共为末，擦牙内，服清清源滋水汤，生地、天冬、麦冬、丹皮各二钱，熟地一钱，栀仁七分，玄参一钱，白芍、知母各一钱，

---

① 即：原作"卸"，形近致误，据文义改。

黄柏五分，条芩七，生甘草三分，水煎服。

又，止牙痛，荔枝一个，将白盐入其内，纸封固，水湿，烧灰，擦痛处，立止。

常擦牙痛散

石膏一斤，煅①过，白芷四两，辽细辛一两，川椒五钱，焙为末，擦牙漱咽。

治 牙 疼

用黑豆一把，葱四根，艾、川椒、细茶各二钱，水半碗，煎漱。

又方，石良姜即骨碎补，又名猴孙姜，用铜刀切片，以砂锅炒黄黑，研末擦之，痛止。

治牙肿痛风及虫牙

马蜂窝、白蒺藜、花椒、艾葱带须、荆芥、白芷等分，醋煎，吟漱后，吐出之。

治取痛牙法

草乌、荜茇、蝎梢、良姜各一钱，为末，用少许擦患处，其牙自落。

---

① 煅：原作"蝦"，形近致误，据文义改。

治牙痛，塞耳法

盆硝二钱，细辛、皂角各二钱，为末，雄黄一钱，另研，同用蒜二个，捣成膏，丸如豆大，左痛塞右，右塞左，即止。

清胃擦牙散

软石膏四两，煅，青盐、丹皮各一两，细辛、当归各五钱，白芷三钱，升麻三钱，俱为细末。每早晚擦牙，漱齿，咽下。

落牙方歌□马牙

乌头轻粉及黄连，百脚蜈蚣尾足全，马牙将末研极细，灯心点上去根前，咳嗽一声牙落地，方知妙药是神仙。

治　虫　牙

用砖一块，将炭烧红，茶钟大，一方上放韭菜子一撮，好米醋淬之，将竹编一喇叭样，外以纸糊放于韭子上罩之，取其醋气熏其痛牙上，其虫自出。

取牙利骨单

硇砂、草乌、白丁香等分，为末，或成丸，牙痛调一丸敷上，其牙即落而痛止。

治牙齿大痛

用苋菜要烧灰搽。

又方，用荔枝壳烧灰搽。再不止，用血见愁捣烂，绵缠苦株大，用冷水浸湿，咬于牙上，去热痰，煎野金莲草吃，即好。

治牙齿极痛

用绿豆、胡椒各七个，研极细末，擦上，即时止痛。

治牙疼仙方

白硼砂、火硝各一钱，研碎加冰片半分，研搽疼处，立止。

治舌上口内疮

雄黄、硼砂各五分，冰片五厘，吹入，闭口，有涎吐出，三五次立止[①]。

治咽喉紧闭

用巴豆去壳，以纸包巴豆，又将竹管压出巴豆油，染纸上，用纸作条子，灯上点着，吹灭，熏鼻孔，即时口鼻涎流，牙关开矣。

---

① 止：此句后原有"取痛牙法，草乌……其牙自落。重写"一段，与前"治取牙痛方"重复，故删。

治 咽 喉

用土乌药即矮樟根，用醋二盏，煎一盏，先噙后咽下，吐出痰涎来，即愈。

治咽喉肿不能言及不省人事者

用杨梅树枝，刮去粗皮，取里面嫩皮，焙干研末，用竹管吹入鼻内，男左女右，立效。

治鸡鱼骨刺喉

用银壶瓶搥碎，细绵缠，弹子大，用线带住茶，吞下喉内，去拽线转来，吐出骨即愈。如不出，用甜蒲根，醋一大碗，煎至一小盏，骨试骨烂，用竹管引入喉内，骨自烂。甜蒲即奴都根。

刀 斧 药

上好松香、百草霜各三钱，擂细揽上。

槟榔生肌散 治久不收口，神效

用槟榔、黄连、木香、川柏、白及、陀参、没药、耳香各二钱，白芷、轻粉各一钱，共为末，用葱、花椒、盐汤洗净，再搽上。

眼 药 方

炉甘石一两，煅三次，用三黄汤浸三次，硼砂一分，冰片半分，麝半分，乳钵研匀，点眼。凡甘石总要制得净。

治杨梅疮

不拘前后，发疯毒，鹅掌风，任重，服二两全安。用牙硝一两，水银一钱，白矾一钱，胆矾一钱，盐一钱，五味共一两四钱，用糊八九钱，打干糊，入前药揸匀，为丸，早饭后用，或鸡汤，或鱼汤、猪肉汤、狗肉汤送下，参分随吃饭一撮，或去恶水，或下泄一二次为妙，一日进一服，服至一两见效，二两全安。

治火眼痛

用半边莲研水，滴水入眼内即安。

又方，用半边莲研烂，头酒斗，临睡吃一大碗，将渣扎在眼上睡，二次即好。

防风败毒散

昔一老妇人，八十余岁，忽然沾头痛，偏正头风，头顶半边肿痛，两脸浮肿，左目肿痛，日轻夜重，连进此方三日而愈。防风三，川芎三，白芷梢三，荆芥三，细辛三，羌活三，赤芍三，全虫二，归尾三，连翘二，独活二，僵虫二，升麻一，甘草一。此药消风散气，止痛，退热。身虚衰，虚阳上攻头目，左右寸脉浮紧皆为上部。又，将十四味㕮咀，每服五钱，白水煎，食后服，日进二三服，渐次神效。忌姜、椒、毒物等件。

治蜈蚣咬，痛不止者

用野茅查嫩表七个，口嚼烂，敷于伤处，痛即止。

金枪桃花散

用大黄同矿石灰，炒七次为末，摊即好。又，此方点风弦眼，即好，但要细嫩。

黄春彫花俗名搜山虎

取横生根一大把，细切，炆水一大罐，浓浓的，去渣，又熬成膏，晒干为末。治凡人卒患腰痛，半身不遂，手足痹麻，量人虚实，只可服七厘至一二分，止酒调服。

跌打损伤接骨方

用鸡眼草一把，擂生酒先吃，第二日用朔草根、细辛、赤葛根、锁骨龙，炆酒吃，将渣奄断处即续，又将杉木皮夹外，只用赤葛根、朔草根二味罨。

治脚痿不能行，作痹

筋骨疼痛，受风受湿而成，瘫痪抽掣。全当归五钱，白茯苓五钱，熟地黄三钱，合故脂①三钱，川牛膝五钱，川加皮五钱，川羌活三钱，川独活五钱，薏仁五钱，威灵仙五钱，骨碎补五钱，杜仲五钱，石楠藤五钱，广陈皮三钱，大

---

① 合故脂：即补骨脂，又称故子，黑故子。

半夏_{三钱}，广一金_{三钱}，宣木瓜_{三钱}，北防风_{三钱}。又加草药，白马骨_{五钱}，南蛇藤_{五钱}，敷衍根_{五钱}，奴都根_{五钱}，搜山虎_{三钱}，用酽醋炒一次，俱要干挪，此是言上五件草药，生姜_{三钱}，尽合上药，煮酒五并。每空心服，随人量饮，初服则宜醉，以发汗，而所患处宜避风。

治人气死

即时用雄鸡冠血，滴入口内即苏。

补肾乌须药

当归_{酒洗，五两}，熟地_{酒洗，五两}，枸杞五两，破固纸_{盐水炒}、杜仲_{盐水炒去丝}、菟丝子_{酒洗去丝}、核桃霜_{去油}，各十两，共为末，蜜丸，梧子大。每服六七十丸，淡盐汤下。

治刀斧伤

贝母为末，乘血掺上，填满刀口，忌酒、牛、羊、猪婆肉、蒜、鸡、鱼三日。如先有人医而不愈，可将温茶洗去其药，后加贝母末，付上，用布扎住一夜。

又，治刀斧伤，生半夏为末，掺之一宿，不见痕。

治哽噎疾

用水梨_{三个}，每个开七空，用荜茇四分为末，均入七空内，绵纸包，火内煨熟，服之三五次，痰从大便出即饮食。

治噎食转食

用二寸长鲜鲫鱼，破肚，入好明净黑矾二钱，绵纸包五六层，水打湿，烧黄色，为末，无灰黄酒下。数服即愈。

体 气 方

石灰三钱，烧酒化开后用麝三厘，加入以自己洗脸水调，搽之即好。体气当是夹骚臭，又名狐臭。

补心肾丸

茯神四两，归身、远志肉、枣仁炒、山萸肉各二两，生地、枸杞、莲肉炒、莲须炒，要金色、芡实炒、菟丝子酒浸七日，炒干、山药炒、白术漂净，炒，各三两，共为末，蜜丸，空心或滚水或酒下百丸。

固本仙酒

生熟地、天麦冬等分，煮酒饮之，延年益寿。

治足痿不能行及筋骨疼痛、腰膝软弱及痔疮神效

用棉花子炒枯，为末，以老米如棉花子末重轻，蒸熟，为饭和丸，空心酒下一钱。

治 漏 方

花粉、连翘各一两，银花八钱，甘草五钱，黄柏炒，三

钱，青皮一钱五分，紫花地丁二两，分作十贴，煎服。

后用丸药　黄芪蜜炙，一两，当归一两，人参五钱，乳香三钱，炼蜜为丸，梧子大。每服六十丸，将前药汁送下，空心一服，午前一服，重者二服，全愈。其管自出，妙不可言。

痔　漏　方

槐花八钱，大黄、皂角刺各二钱，金银花一钱五分，水二钟，煎八分，空心服。

洗药　用瓦松、皮硝、翻白碗草、荆芥、地丁、甘草、艾、槐枝，每味五钱，水五碗，煎浓汤，熏洗。

内敷痔疮方

文蛤　石燕　胡黄连各五分　千年石灰三分　熊胆一钱　孩儿茶七分　大石青七分　轻粉七分　冰片七厘　麝香五厘

上为末，田螺水敷，皮硝、槐花、五倍，煎汤洗。

又，瓦松一两，蒲公英五钱，五倍子一钱，煎汤洗。

治　痔　方

角公藤刺煎汤，注瓶内熏而洗之，以水丁子即荷花下蒂，化灰，滚水吞之，即愈。

又，痔痛。用威灵仙四两，煎汤，先熏后洗，睡，痛止。

痔　疮　方

五倍子一两，苦参五钱，槐角五钱，槐花五钱，银花五钱，明矾二两，先将前五味用水一沙锅，煎半炷香，入明矾在内，即倾出盆中，人坐定，将毡条围住，熏之，如冷即洗，一日三次，七日即好。

煎药方 用黄芩、地榆、黄连、防风、陈皮、当归、枳壳、槐角，水煎服。

飞龙夺命丹 治痔漏，化管生肌

贝母三钱　乳香用箸于火上焙干，二钱　冰片一分　没药亦于箸上焙干，一钱　麝香一分　僵虫三钱　全蝎三钱　雄黄二钱　儿茶一钱五分　北细辛三钱　牙皂三钱　朱砂一钱　虫退四钱　穿山甲四钱，土炒　金头蜈蚣三条，去足，用麻油搽身上，火焙干为末

以上俱为末，每日空心用二钱，滚水调服。戒鸡、鸭、生酒、房事。此方季仁叔公载，系得之于家维信叔公来，试效。

瘰　疬

夏枯草午日取，阴干，去根土，五两　贝母二两五钱，去心　连翘三两　蓖麻子仁三两，去油①

上为末，猪大肠一段，将药入内，结两头，文武火煮烂。若燥，加面灰为丸，淡盐汤或米汤下。早五分，晚六分，次早七分，晚八分，又次九分，以一钱为度。忌牛、羊、猪肉，倘误食后复肿，用天花粉切片，饭锅蒸晒为

---

① 油：原作"由"，音同致误，据文义改。

末，每服二分，生蜜调服。三次即退。外用贝母末，醋调敷之，立效。

治 疔 疮

野菊花，擂生酒，滚服，出汗，渣敷疔上九月。无花根亦可用。

又，甘菊花叶捣，酒服亦效。

刀 斧 方

韭菜汁、马屎苋汁、旱莲草汁，拌陈年石灰，捣烂为丸，阴干。

治遗精梦泄方

龙骨一两，诃子去核，净肉，五钱，砂仁五钱，灵沙五钱，俱细末，米糊为丸，淡盐汤下。秘元方内加山药、茯苓。

大便不通

鲜荷叶蒂七个，烧灰存性，白滚汤送下，立通。无鲜者，干蒂亦可。

白 浊

荞麦面，用鸡子青为丸，每服三钱，白汤空心下。

豆 眼 方

白芷、川芎、当归、地黄、茯苓、防风、荆芥、黄

柏、知母、羌活、白术、苍术、赤芍、茯神、菊花、蒙
花、甘草各等分，为细末，每点半分。

缩泉丸<small>小便频沥，玉茎气胀</small>

天台乌一两，益智仁净，八钱，盐酒炒，末之，早米糊
丸，梧子大，每三十丸，滚水下。

资生丸<small>治妇人妊娠三月，脾虚呕吐，或胎滑不固，</small>
<small>兼丈夫调中养胃，饥能使饱，饱能使饥，神妙难述</small>

人参三两　茯苓二两　云木三两　山药二两　陈皮二两
薏仁两半　莲肉二两　芡实两半　甘草一两　白豆蔻八钱
麦檗二两　神曲二两　桔梗一两　藿香一两　川黄连四钱
砂仁两半　山楂两半　白扁豆两半

上十六味为细末，炼蜜丸，弹子大。每服二丸，米
饮下。

陈氏小红丸<small>治一切咳嗽，惊痫，发搐，发热，</small>
<small>齁喘，痰涎上壅，痰厥卒倒等症。</small>
<small>其方内尚有珍珠砂四钱五分</small>

全蝎去刺，炒洗，一两，南星一两，珍珠一钱，巴霜二钱
五分，糯米糊为丸，菜子大一岁服五十丸，二岁服百丸，灯心
汤下。亦看儿之大小强弱，服丸数。

百 病 丸

锦纹大黄三斤，切片，砂罐内煮三昼夜，晒干　木香一两

黄芩酒煮，四两　青礞石煅，一两　沉香煨，三钱

上为细末，醋糊为丸，绿豆大，每服随引送下，或二钱，或三钱。冷气嗽气，胸膈饱闷，木香汤下；左右瘫痪，木香汤下；口眼歪斜，当归木香汤下；阴症，黑豆炒汤下；食积，木香汤下；冷气攻心，黄酒下；黄病，川芎汤下；白痢，姜汤下；恶心不止，艾汤下；痰疾，姜汤下；诸般肿毒，石灰甘草汤下；头疼，羌活川芎酒汤下；妇人血气，红花汤下；酒积，酒下；疟疾，桃仁汤下；脐下气痛，木香汤下；大小便闭不通，灯心汤下；食无味，桂枝汤下；气痰，陈皮汤下；吐血，乌梅汤下；小便赤或血，车前子汤下；呕吐，丁香汤下；咳嗽，杏仁汤下；干血块，槐红花、槟榔汤下；追虫取积，槟榔汤下；泄泻，黄连汤下；赤痢，茶清下；腰疼，杜仲汤下；打伤，童便下；疝气，姜汤下；狂发，酒下；四肢发热，霍乱，木通汤下；风犬咬，川芎汤下；诸虫咬心，槟榔汤下。

消 积 丸

专治男妇积聚，胀闷，饮食不消，倒饱呕吐酸心，或内伤积块疼痛，或酒积冷食，气积痰积等症。枳实麸炒、白术陈土炒、砂仁炒、神曲炒、三棱酒浸炒、莪术醋浸炒、麸面、白酒药酒字疑是芍字，必白芍用酒炒也、鸡臻皮炒，鸡食袋也，上各二钱，山楂五钱，黑牵牛四钱，广木香一钱，俱为细末，共研，醋糊为丸，梧子大。每二钱，黄酒汤送下。

四圣丸 百病可医

漆查三两，火炒，净烟为度，香附米八两，分四样，制酒浸

二两三日，醋浸二两三日，童便浸二两三日，米泔水浸二两三日，山楂肉八两，好酒浸三日，苍术八两，切细片，米泔水漂去油，三日，共为末，早米为丸，外加黄荆子半斤，用酒九蒸九晒，陈萝卜子半斤，广陈皮去白去筋，一两净，枳壳一两。伤寒，姜葱汤下；夹食停痰，面汤下，或茶下；重肿脚酸手软，陈皮枳壳汤下；肚痛，茶下；心膨气胀，烧酒下；痢疾，酒下；积，茶下。此丸小儿亦可服，惟孕妇不可服，谨记。

蜣螂散 蜣螂虫，又名推车汉

晒干为末，治风痰壅塞，酒调服，大便即通，如神。

黑丸子 专治痰，利气

南星白矾、皂角同煮过、香附酒浸炒、枳壳酒浸炒，各症用君臣，以米粉糊丸。百草霜为衣。

四炒枳壳丸 专治肚腹膨胀，坚硬腹大如鼓症，甚妙

枳壳四两，分作四分，一两用漆渣浸水炒，一两用小茴香水浸炒，一两用苍术五钱水浸炒，一两用萝卜子水浸炒四处炒焦，拣出去四件，前药共煎，水一碗，单用枳壳四两，加尖槟榔五钱，南木香三钱，共为末，以前所煎药水，打糊为丸，梧子大。每服四五十丸，一滚汤送下。《万病回春》上有此方。

通利大黄丸

大黄一两，巴豆六钱，去油，干姜四钱，枳壳、莪术、

厚朴，为细末，米糊为丸，小麦大。每服五丸，姜汤下。

补中益志丸

人参、白术去芦漂炒、白茯苓、当归身头酒洗，各三钱，怀生地酒拌湿，砂锅内炒黑色，亦三钱，大川芎一钱五分，硫黄一两六钱，先用蜜一小盏蒸，再用人乳一小盏蒸，次用楮实子三两，米醋一钟半，煮过，甘草二钱，俱为末，用冬酒打早米糊为丸，绿豆大。每用黄酒送下三十丸。此乃八物汤加硫黄、楮实子。

治喉痹三方

夺命筋头散　胆矾四钱，草乌四钱，绿矾六钱，雄黄一钱，为末，用筋头点喉内，立效，次以大黄、甘草等分，每服三钱，水一杯，煎至八分，去滓，化乳香一粒。

七宝散　僵蚕十条，牙皂一挺，全蝎十只，硼砂、雄黄、明矾各一钱，胆矾五分，每用一字，入喉中。

龙脑破毒散　盆硝①四钱，僵蚕八钱，炒，甘草生，八钱，全蝎十只，青黛八钱，马勃末三钱，蒲黄半两，脑子、麝香各一钱，为末，用罐收贮，每用一钱，汲新水半杯，调匀，细细呷吞，如是喉痹即破，血出便愈，喉痹自然消散也。

---

① 盆硝：即芒硝。

校注后记

《亟斋急应奇方》，又称《急应奇方》，是清康熙五十六年丁酉（1717）叶风辑。全书共分 23 门，后附备急方，是一部以应对急症为特色，同时又兼论各科杂病的方书。此书是中医学史上为数不多的急症著作之一，对中医急症医学的研究和发展具有一定的文献价值和临床应用价值。存世仅为孤本，现藏于中国中医科学院图书馆，整理研究意义重大。

1. 作者考辨

关于作者的姓名和身世，一直无从知晓。在他所编撰的书中均署亟斋居士，又时自谓"守恒山人"。在《亟斋急应奇方·急救门》的"旁批"中，写有"张亟斋记"4字。王乐匋先生在其主编的《新安医籍考》一书中，在《达生篇》项下的考记中言道："光绪三十一年（1905）《霍山县志·卷十一·人物志》下《文苑》曰：叶风，字维风，号亟斋。父升籍休宁，奉母居于霍。为行学古，诗文皆力追唐宋以上，风发逴厉。中年曾参南昌郡幕，厌梦浊，弃而返棹，隐于医。著诗文集若干卷，医书数种，贫不能梓，仅刻《史论》数篇。风前在南昌幕中，曾刻《达生篇》，发挥生育常理，自署亟斋而不著姓氏。"由此推知，亟斋之父姓叶，名升，休宁人，其母姓张，霍山人。亟斋从父姓则名叶风，字维风，从母姓张。其藏名之用意，在《达生篇》咸丰九年（1859）的温州刻本中，南阳刘可鹤的题《叙》中认为"诚以事属妇道，猥陋俚俗，欲著其姓氏，未免贻笑方家而欲不传，犹恐有误于妇道，余窃其救世之心，诚亟亟业，此巫斋之名，所由起乎?"〔孟庆云．巫斋居士和他的《急应奇方》［J］．中医药文化，2006（2）：48.〕从而可推测，巫斋有可能是位男士，因写妇产之书有所避忌，不便在著作中书其姓氏，故而皆署"巫斋"。

巫斋的著书地点，或为"南昌郡舍"，或为"南昌郡署之西堂"。另在《巫斋急应奇方》中解毒汤方中有"又行医者云"以及治喉肿烂中"或疑方内山羊角是犀角或羚羊角者，未知孰是存疑"等行文中推断，巫斋并不是位专职行医者，其身份很有可能是位文士，曾为南昌幕僚。

2. 学术特色

（1）突出急症，兼顾杂病

《巫斋急应奇方》是一本着重论述各科急症，又兼顾部分杂病的方书。书中专列急救门，并详细介绍了缢死、溺水死、跌死、打死、压死等危急病证的诊断及救治方法。提出这类急症多为无病之人的一时致死，强调临床凡遇此等急症，事不宜迟，应立即施术抢救，以争得时机，惟务生还。同时，作者认为小儿脐风撮口、难产、疼痛、疟疾、出血、大小便不通、肿胀、黄疸、虫兽毒咬、枪弹刀箭、汤火伤等病证，具有发病急，病势重的特点，若不及时有效地治疗，也会危及生命，故亦记载了治疗这类急症的方药。作者不仅认识到急症在医学中的重要，也深知急症救治的社会意义，指出："但救得一人，则全一人性命，免一家骨肉分离，省一家官非口舌。"

此外，书中也收载了临床各科中的部分杂病，如小儿口疮、经久不孕、雀斑、脚裂、带下、豆眼等。这类病证病情虽不危重，但临床发病率高，给病人的生活亦带来了一定程度的困扰，故一并论治。

（2）据病立法，药多奇效

《亟斋急应奇方》全书共分为23门，门之下又分别论述各类病证，依据病证的特点，立法选方用药。在治法上，有内服、外熨、点吹、熏洗、擦涂、蜜导、艾灸等，可谓内外并重。书中所选的方药，以疗效确切、家常易得、药性平和为基本原则，博收约取，简便效廉，多切实用，尤其是经过作者亲身体验或目击他人用过的屡验甚效之方。一病若无必效之方，宁缺毋滥。由此也反映了作者对苍生百姓的高度责任感和仁怀恻隐之心。

除此以外，书中也选录了一些去油污、去墨污、补瓷器、补石器之类的方法及喂养和救治动物的验方，实用性强，应用范围广。

3. 校注成果

《亟斋急应奇方》为手抄孤本古籍，至今尚未发现有学者对其进行整理。本研究首次对《亟斋急应奇方》进行了全面系统的整理和校注，既使学者了解古籍原貌，又为读者在阅读中扫清了障碍，以便更好地理解本书的要旨。

总 书 目

本　草

鼎刻京板太医院校正分类青囊药性赋

方　书

医便

卫生编

袖珍方

内外验方

仁术便览

古方汇精

圣济总录

众妙仙方

李氏医鉴

医方丛话

医方约说

医方便览

乾坤生意

悬袖便方

救急易方

程氏释方

集古良方

摄生总论

辨症良方

卫生家宝方

寿世简便集

医方大成论

医方考绳愆

鸡峰普济方

饲鹤亭集方

临证经验方

思济堂方书

济世碎金方

揣摩有得集

亟斋急应奇方

乾坤生意秘韫

简易普济良方

名方类证医书大全

南北经验医方大成

新刊京本活人心法

临证综合

医级

医悟

丹台玉案

玉机辨症

古今医诗

本草权度

弄丸心法

医林绳墨

医学碎金

医学粹精

医宗备要

医宗宝镜

医宗撮精

医经小学

医垒元戎

医家四要

证治要义

松厓医径

济众新编

扁鹊心书

秘珍济阴

女科万金方

彤园妇人科

女科百效全书

叶氏女科证治

妇科秘兰全书

宋氏女科撮要

节斋公胎产医案

秘传内府经验女科

儿　科

婴儿论

幼科折衷

幼科指归

全幼心鉴

保婴全方

保婴撮要

活幼口议

活幼心书

小儿病源方论

幻科百效全书

幼科医学指南

活幼心法大全

补要袖珍小儿方论

外　科

大河外科

外科真诠

枕藏外科

外科明隐集

外科集验方

外证医案汇编

外科百效全书

外科活人定本

外科秘授著要

疮疡经验全书

外科心法真验指掌

片石居疡科治法辑要

伤　科

正骨范

伤科方书

接骨全书

跌打大全

全身骨图考正

眼　科

目经大成

目科捷径

眼科启明

眼科要旨

眼科阐微

眼科集成

眼科纂要

银海指南

明目神验方

银海精微补

医理折衷目科

证治准绳眼科

鸿飞集论眼科